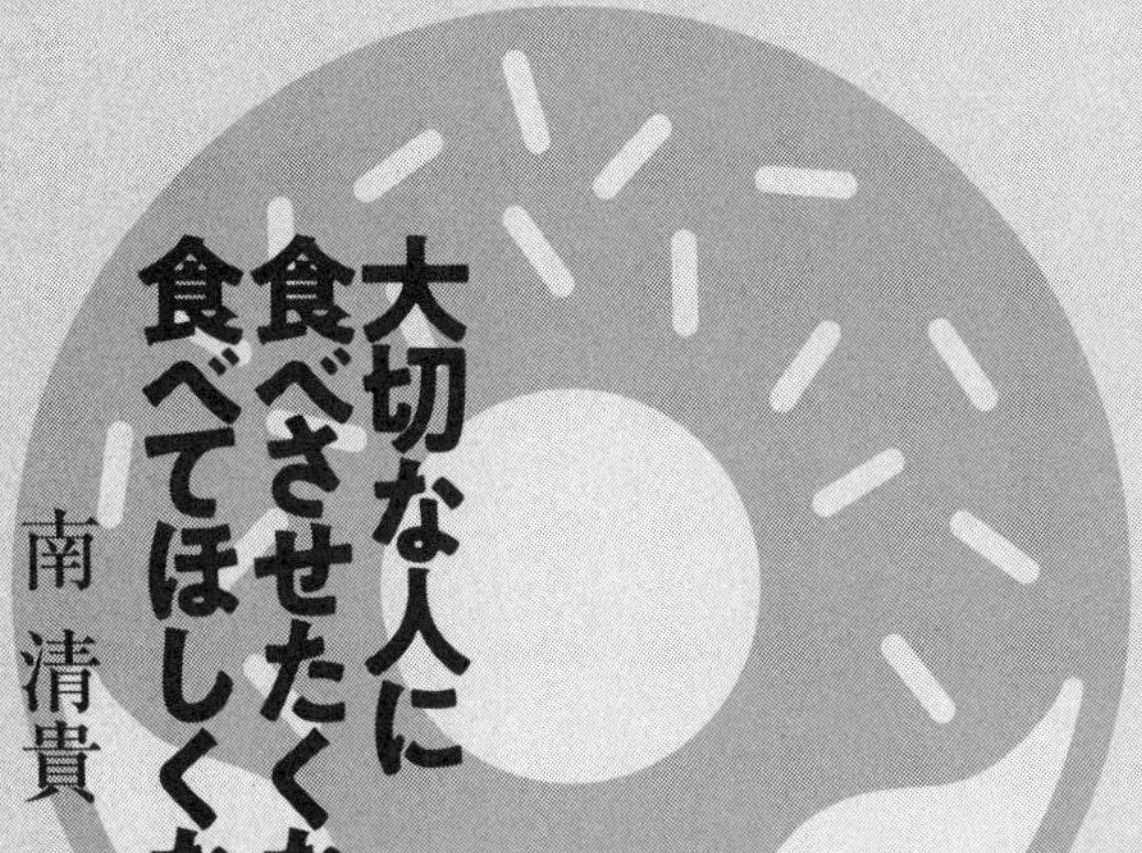

大切な人に食べさせたくないもの食べてほしくないもの

南 清貴

フードプロデューサー／
一般社団法人
日本オーガニックレストラン協会
代表理事

ワニ・プラス

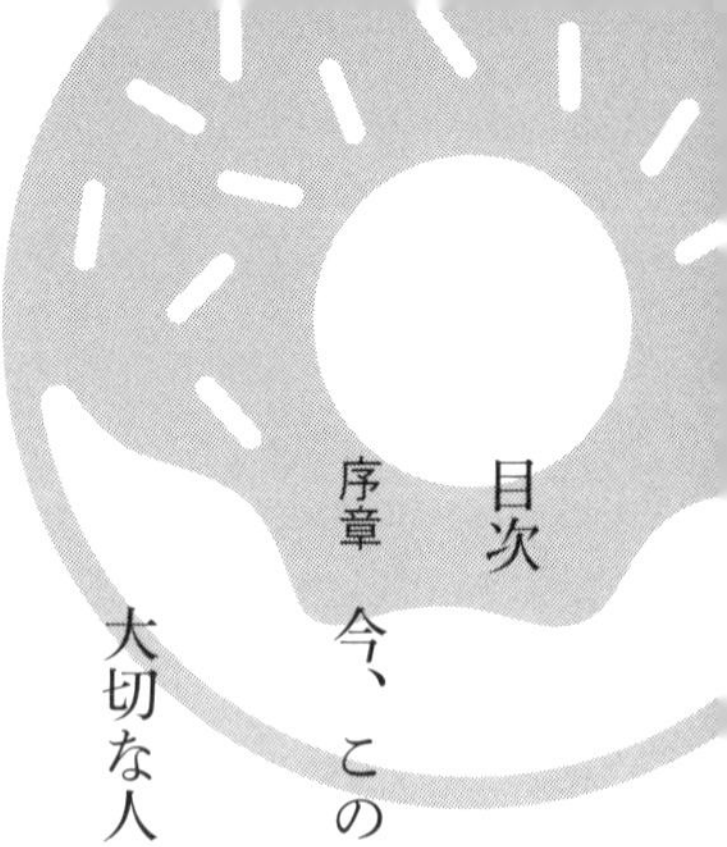

目次

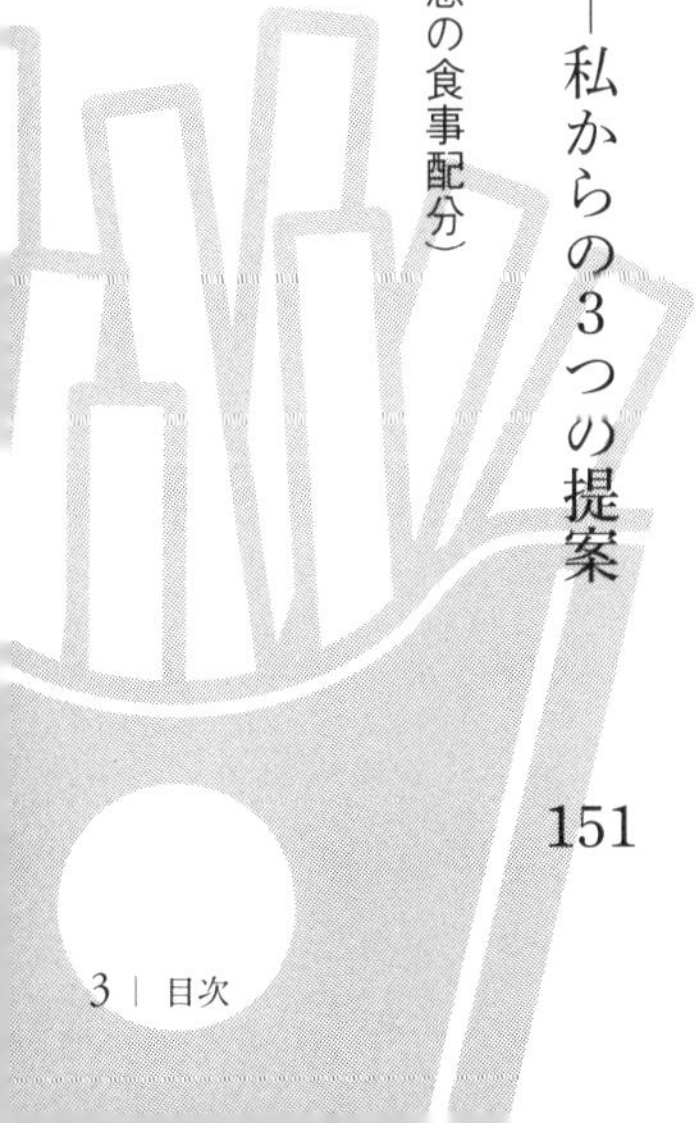

序章

今、この国の食卓にある危機——あなたは大切な人を守れますか？

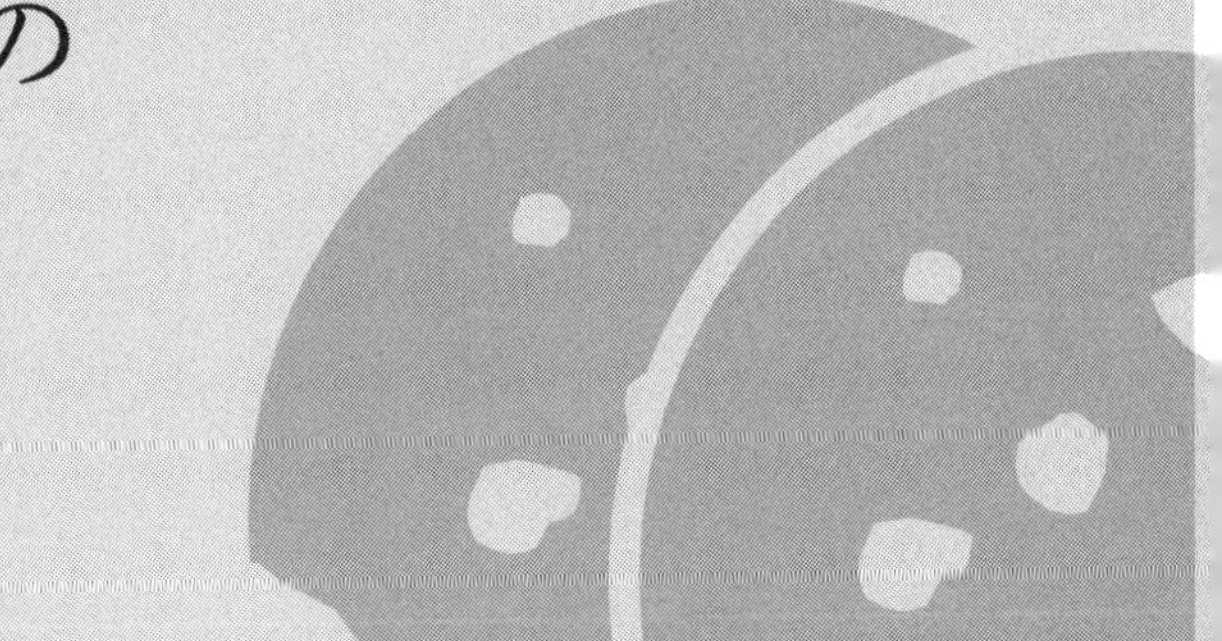

現代日本の食をめぐる状況は、たいへん厳しい、というよりはむしろ悲惨というべきレベルにまで達している、と言うべきでしょう。

多くの働く人たち、あるいは学生、老人までもが朝食を、コンビニで買った菓子パンと、牛乳または食品添加物を使って抽出して香料と着色料を加えたコーヒーですませる。昼もやはり、コンビニで買ったおにぎりとカップラーメン。またはファストフードのハンバーガーか、牛丼か、立ち食いそば。夜は夜でまたまたコンビニの弁当と、さすがにこれではヤバいと思い至って、消毒されて何の栄養価もなくなったサラダを買う。でなければ、ファミレスか安さを売りにした居酒屋でできるだけ出費を少なくしてすませる。そんな人たちは、もはや珍しくないのです。

1980年代前半には、6000店舗程度だったコンビニが、今では5万7956店（2018年3月末時点）にまで増えた理由は、食生活全般が変化し、その変化に伴った食料をコンビニが提供してくれたからです。まさしくコンビニエンス【convenience　好都合、便利という意味】だったのです。

体は食べたものでできている、となんとかのひとつ覚えのように言う人もいますが、その本当の意味を理解しようともしない。だから、そう言いつつも、とんでもない食生活をしていたりするのです。コンビニで売られている食品に、食品としての価値はありません。

このままでいいはずはないのですが、マスメディアはその危険性など指摘もしなければ、まともに取り上げようともしません。それもそのはず、そのような劣悪な食事を提供しているコンビニやファストフード、食品メーカーといった企業こそ、軒並みマスメディアのスポンサーなのですから、取り上げて批判などするはずがありません。

マスメディアに身を置く人の中にも、ごくごくわずかではありますが現代の食のありように疑問を抱く人もいるにはいますが、そういう人がマスメディアの中で権力を持つことはないでしょうから、どちらにしても取り上げて批判するということにはなりません。性根を据えて、ジャーナリスト魂を持って、食というものを追求しようとする人、正しい方向性を示そうなどという人もそうはいないでしょう。

食関連の企業が何か問題を起こしたとしても、取り上げるのはいっときだけ。それどころか、取り上げた側が、早く消費者がその問題を忘れてくれることを願っていたりします。要するに、私たちは、マスメディアから正確な情報など得られないと思っていたほうがいいのです。

あなたと大切な人を守るのは、自分以外にはいない。そのための重要な情報は、勝手にどこかから提供されることなどなく、自らの努力で取りに行くしかないのです。その意味で、よくぞこの本を手に取ってくださいました、と少数派のあなたに謝辞を贈りたいと思います。

今、子どもたちの間では、アレルギーが多発しています。ある幼稚園の給食担当の先生の調べによると、園の約17％の子どもが、何らかのアレルギーを持っているそうです。つまり、およそ5人に1人です。これは他の幼稚園、保育園でも似たようなものでしょう。

アレルギーがある子に、薬を飲ませても一向に良くならない、塗り薬を塗ってもぜんぜん治らない。いよいよ追い詰められて、真剣に考え始めた母親たちの中には、もしかして食べているものに原因があるのではないだろうか、という思いに行きつき、そこで妊娠中から自分が食べてきたものや、補食（離乳食）の時から子どもに食べさせてきたもののことを考え、後悔する人もいます。そこで止まらずに、一歩前に進んでもらいたいのです。

熱湯を注いだカップラーメンの容器からどんな危険な化学物質が出ているか、常温でおいてある卵サンドが何日も腐らないってどういうことなのか、カロリーゼロなのに甘みがあるのはおかしなことではないのか、そんなことをちょっとでも考えるような親であれば、自分の子どもは野菜不足だと思うのでポテトチップスをたくさん食べさせている、などというバカげたことも起こらないのかもしれません。しかし、そんな母親が大勢いるということも現実です。かわいそうなのは子どもたちです。特に乳幼児は、自分が食べるものを自分で選択することができないのですから。

残念なのは、この事実も知ってほしい人たちは、このような本に目もくれず、当然、読むこともないということです。筆者の講演やセミナーを聴きに来ることもありません。

この本が気にかかり、手に取って、読んでみようと思ってくださる人たちに、こんなことを言っていてもしようがないんじゃないか、だってその人はすでにわかっている人なんだから。そんな思いを抱きながらも一方で、この本を読んでくださった方が、身近な誰かに正しいことを伝えてくださるかもしれない、という淡い期待を持ってこの本を上梓することにいたします。

何かに困り果ててであっても、講演などに来てくれた人には、その時々で筆者が考え得る最善の解決策をお伝えするようにしてはいますが、その数はどんなにがんばってもたかが知れたものです。大事なのは、今、まだ体に異変が起きていない人たちが、事の重大さに気づき、ご自身の、そしてご家族の食生活の危うさに気づき、変えていこうと思ってくださるかどうかです。

これから先の人生を考え、ご自分を含めた大切な人には食べさせたくない、食べてほしくないものは何か、ということをいっしょに追求していきましょう。

この本は、筆者自身が、自分も食べないけれど、妻や娘や孫には食べさせないという視点で書いたものです。きつい言い方や、いやみな書き方をしている部分もあるとは思いますが、おつき合いいただければ幸いです。最後までお読みいただければ、ご批判を受けることを承知の上で、筆者がどんな思いで書いているのかを、ご理解いただけるものと思います。

21

大切な人に食べさせたくないもの、食べてほしくないもの

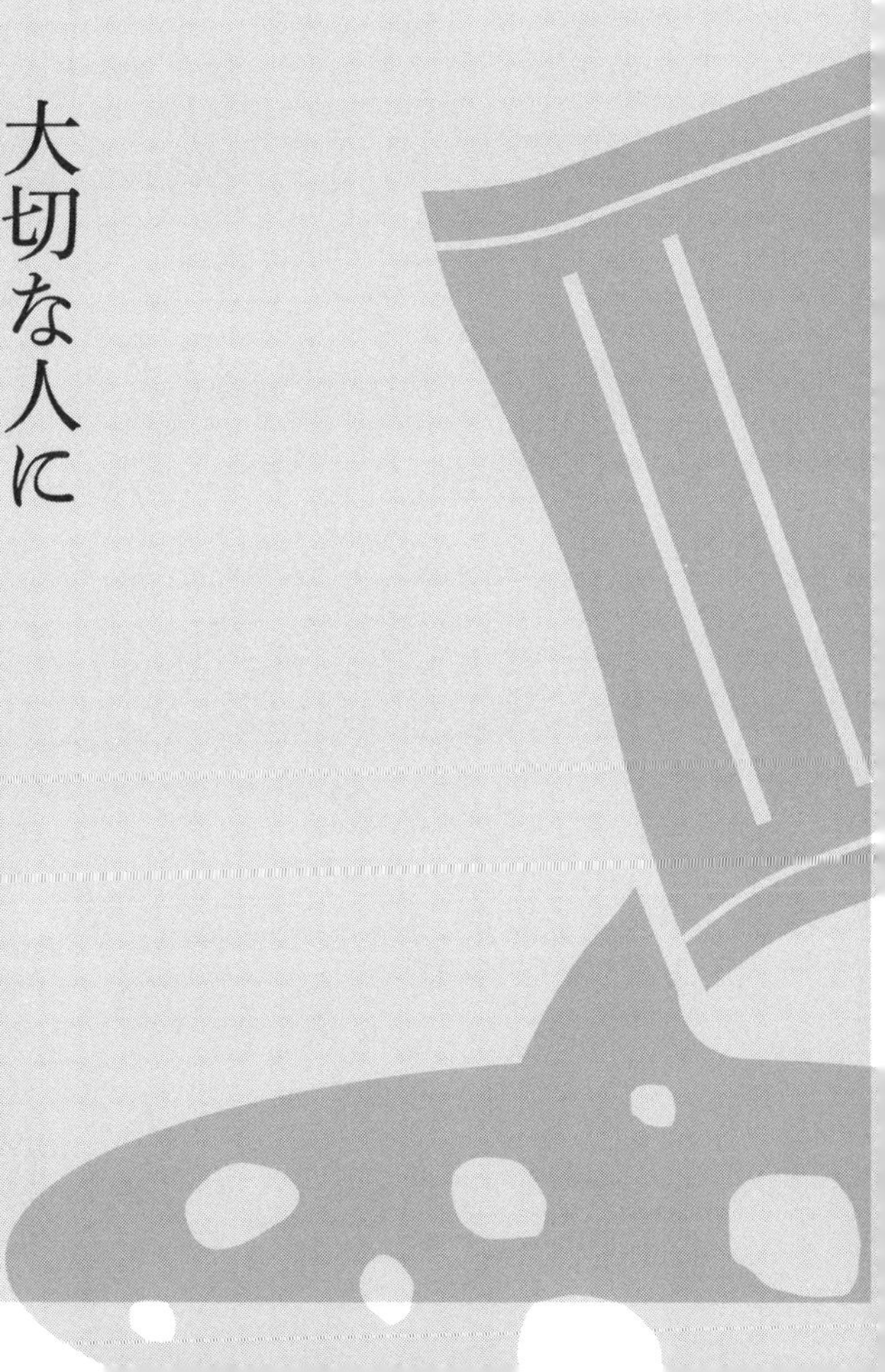

【ファストフードの朝食】

……朝から血糖値を急上昇させて、
副腎疲労のリスクが

ファストフードの企業が、新たな朝食のスタイルを宣伝しているＴＶコマーシャルを見てしまいました。新たな朝食のスタイル、といっても、これまでも販売してきた砂糖まみれ、油まみれのドーナツに、コーヒーなどのドリンクを組み合わせて「朝食」と、のたまわっているだけですけれど。私見ではありますが、ＣＭを見ただけで著しく食欲が失われましたが、果たしてあれを見て、行ってみようと思う視聴者がいるのでしょうかねぇ。宣伝効果のほどは疑わしいですが、それはさておき、朝食に白い小麦粉や、砂糖などの精製された単純炭水化物を大量に摂取するのは、おやめになったほうが賢明です。それに加えて、コーヒーなどに砂糖を入れて飲むのは、体の危機に拍車をかけることにほかなりませんので、これもおやめになるべきです。

筆者は、30年以上にわたって、朝食は果物しかいただかないのですが、それには真っ当な

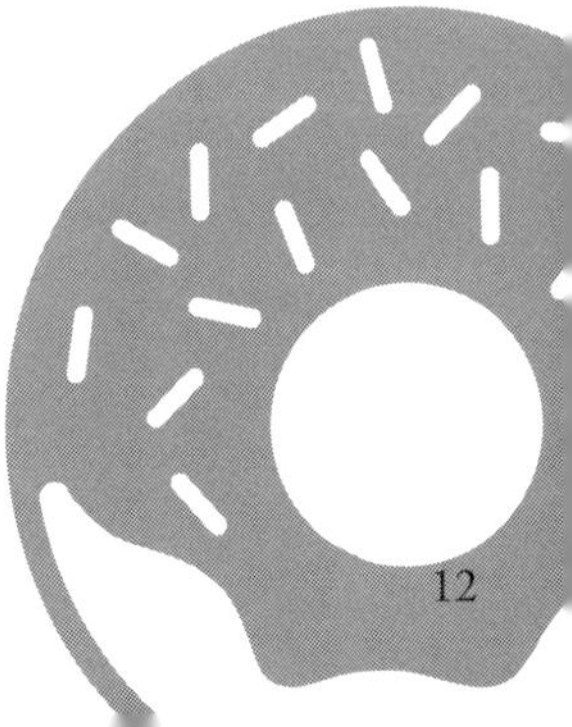

理由があります。理想はオーガニックの完熟の果物ですが、現状そうとばかりもいかず、やむを得ず、普通にスーパーで販売されている果物をいただくこともあります。完全にオーガニックではないにしても、知り合いの農家が作った果物をいただくことが多く、農薬の散布回数やその使用量は限定されていることもわかっているので、その意味では安心して食べられるものです。

朝食に果物が適しているのは、その消化に負担がかからないからです。果物は、人間の消化液で容易に消化分解されます。30分から、せいぜい40分もすれば、果物は胃を通過し、腸に達します。それだけ消化が容易だということなのですが、ここに重要な意味があります。

私たちの体は、夜、寝ている時にも活動しています。それは主に代謝という活動なのですが、その代謝がスムーズに行われるために睡眠が必要なのです。そして代謝が行われると、必然的に老廃物ができます。その老廃物は、可能な限り速やかに体外に排泄しなければなりません。要するに、朝は排泄のための時間であり、その排泄がスムーズに行われないと１日の体の活動が滞ってしまうということになります。

ところが、炭水化物やたんぱく質、脂質など、消化分解に負担がかかるものを朝、食べてしまうとどうなるかというと、体はダメージを負ってしまうのです。１日のスタートがダメージからなんて、とても理想的とはいえないどころか、あってはならないことだと筆者は考えます。

体のリズムという観点から考えますと、きちんとした食事を摂っていたら、朝、起きぬけに強い食欲を感じるということはないはずです。しかし、摂るべき栄養素が摂れていない場合はその限りではありません。

●朝食で血糖値が急上昇すると

もうひとつ、考えなければならないことがあります。それは、起きぬけに白い小麦粉や、砂糖など精製された単純炭水化物を摂った場合、体の中でどんな事態が起きるかということです。それらの食べものは、確実に血糖値を急上昇させます。すると、体はそれに対応して、大量のインスリンを出すことになります。このことに関しては、過去に何度も言及してきましたので、ここでは繰り返しませんが、結果として体は、大きなストレスを受けてしまいます。そのことが繰り返されると、やがてインスリンは出にくくなり、血糖値を下げることが難しくなって、糖尿病に近づくことになります。また、インスリンが大量に出てしまうと、体はそれに反応して副腎からストレス対抗ホルモンを分泌します。そしてそれが連続すると、今度は副腎が疲弊してしまうのです。それが「副腎疲労（アドレナル・ノァティーグ）」という状態です。

じつは、この副腎疲労に陥っている方が確実に増えています。しかし、日本ではこの副腎疲労というものがまだ一般的に知られていないため、大勢の方がそれと気づかずに過ごしていると推測されます。

アメリカ・アリゾナ州に在住する医師、ジェームズ・L・ウィルソン氏の著書、『医者も知らないアドレナル・ファティーグ―疲労ストレスは撃退できる！』によりますと、副腎疲労の主な症状として、

「朝起きるのがつらい」
「疲れが取れない」
「塩辛い食べものが無性に欲しくなる」
「倦怠感（エネルギー不足）」
「性欲の低下」
「ストレスに対処できない」
「病気や怪我、外傷（トラウマ）から回復するのに時間がかかる」

「頭がクラクラする」

「人生のすべてが虚しい」

「ＰＭＳ（月経前症候群）の悪化」

「軽度のうつ」

「記憶があやふや」

「カフェインがないと、仕事ができない」

などが挙げられていますが、思い当たるふしはありませんか？

大量のカフェインを含んだ「エナジードリンク」なるものが売れる背景には、こうした実情があるということではないでしょうか。

何も考えずに、ただＴＶのコマーシャルを見て無意識に食べたもので、自分の体がダメージを負っていたとしたら、とんでもないことです。しかし、そのことは現段階では証明はできません。売り上げが落ちているファストフードの業界が、苦肉の策で朝食時間帯の売り上げアップを狙っていることに、気づくべきでしょう。また、そのことに協力したり、加担したりする必要があるのかどうかも考えてみるべきでしょう。

本当に朝、ファストフードを食べる必要があるのかどうかを考えてみていただきたいと思います。そして、思い切って、朝は体に負担が少なく、ビタミンや食物繊維も摂れる果物だけをいただく、と決心なさる方が増えることを願っております。同時に、昼食や夕食では、きちんとした栄養素を摂取できる食事を実践されることも併せておすすめします。

【白い砂糖、白く精製された小麦粉、白米（白い悪魔の三兄弟）】

……あらゆる生活習慣病の元凶をなるべく避けよう

理解に苦しむ、というか、常人が理解できる範疇《はんちゅう》をはるかに超えた事件が頻発しています。我が子を虐待した挙句、死に至らしめる。高速道路であおり運転をして、車を停めさせていきなり殴りつける。クルマで幼児の列に突っ込み、事故を起こすまで何もわからなかったと言う。スクールバスを待つ有名私立校の小学生を狙って、刃物で切りつける。アニメーション制作会社にガソリンをまいて、放火する。挙げればきりがないほど、奇妙な事件・事故は多発しています。

もう20年も前のことになりますか、14歳の少年たちが次々に凶悪な事件を起こした、という時期がありました。その当時、上智大学教授である福島章氏は著書『子どもの脳が危ない』の中で原因を探り、そのひとつに環境ホルモン（内分泌攪乱物質）を挙げておられました。筆者は、さもありなんと思ったものでしたが、同時にそれだけではないだろう、とも考

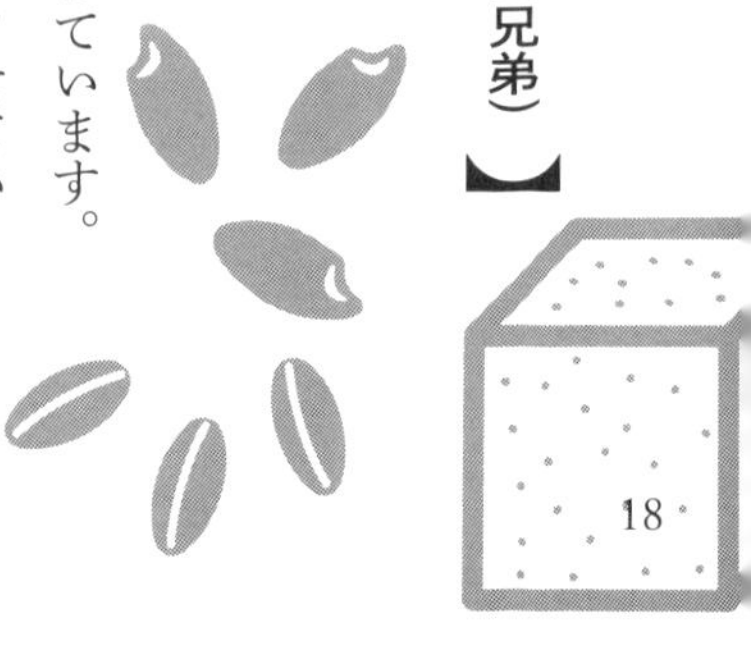

えました。その考えは今でも変わってはおらず、原因は環境ホルモン以外に、普段、何も気にせず食べているものにもあるに違いないと踏んでいます。現代社会を構成しているさまざまな要素に、その原因はちりばめられており、特定することなど難しいということは百も承知の上であえて申し上げたいことがあるのです。

理解不能な凶悪事件や、意味不明な事故が起こる背景には、私たちが普段食べているものが存在しています。食べものの中に含まれている農薬や化学肥料の成分にも問題があるだろうし、食品添加物にも深刻な問題があるのではないかと、筆者は考えています。そして、それらと同等に筆者が問題視しているのは、精製された炭水化物なのです。

その精製された炭水化物の代表格は、白い砂糖、白く精製された小麦粉、そして白米です。筆者はこの3つを「白い悪魔の三兄弟」と名づけ、食卓から排除するよう訴えております。

この三兄弟の何がいけないのかと申しますと、これらを食べることであらゆる生活習慣病に近づいてしまうからです。この三兄弟が元凶となる疾病は、糖尿病、アルツハイマー型認知症、慢性関節炎、各種アレルギー疾患など、それこそ挙げていったらきりがないほどです。

●生活習慣病は食事を見直すことでしか改善できない

生活習慣病というのは別名「食原病」とも言われ、薬で治すことは不可能です。食事という生活習慣を見直し、改善することでしか克服はできません。だって、生活習慣が原因で生活習慣病になってしまうわけですから、その生活習慣を変えなければ病気が治るわけがありません。そんなこと、誰にだってわかりそうなものですが、それが理解できても行動に移せない人がたくさんいるわけです。

白い悪魔の三兄弟を、普段の食事から排除することは、生活習慣病からご自身と大切なご家族を守る第一歩であることは、間違いのないことですが、だからといって、有名テニスプレーヤーのように、小麦製品を一切食べないようにするなどというような、極端に神経質なことをする必要はないと思っています。が、やはり、この三兄弟の食べすぎは禁物ですし、継続的に毎日のように食べるのは、やめておいたほうが無難でしょう。

前項でも触れましたが、それは、この3つの食品を食べることによって起こる、血糖値の急上昇が、そしてその後に反応として起こる低血糖状態が、私たちの体を危機に陥れるからです。血糖値が急激に上がったり、下がったりすることを、血糖値の乱高下といいますが、これが体の各所に大きな負担をかけることになります。この項ではさらに詳しく説明します。まず第一に迷惑を被るのは膵《すい》臓です。

血糖値が上昇すると、脳はそれを瞬時に判断し、膵臓に命令を下します。「インスリンを出せ」という命令です。インスリンは膵臓でつくられるホルモンの一種で、血糖値を上げる原因物質であるブドウ糖と結びつき、細胞内に取り込まれます。すると、血液中にはブドウ糖がなくなるので、結果的に血糖値は下がります。これ自体は正常な反応です。

しかし、三兄弟などのいわゆる「単純炭水化物」は、あまりにも消化・分解が容易なため、分解されたブドウ糖がすぐに血液中に入り「急激に」血糖値を上げてしまうことになります。これは体にとっては緊急事態なので、脳は瞬時に膵臓に緊急事態が起こっていることを伝え、大量にインスリンを放出することを要求します。最初は膵臓も、その命令を忠実に守り大量のインスリンを放出するのですが、それが続くとやがて膵臓は疲弊し、徐々にインスリンをつくり出す能力も衰え、同時に血糖値は下がりにくくなるわけです。この状態が「糖尿病予備軍」と呼ばれるものです。さらにその状態が続けば、いよいよ血糖値は下がらなくなり、本格的な糖尿病に近づいていきます。

厚生労働省が発表している「平成29年（２０１７年）患者調査の概況」によれば、糖尿病患者数は、前回の平成26年（2014年の）調査から12万3000人増えて、328万9000人になったとのことで、これは過去最多の数字です。また、糖尿病予備軍と合わせると2000万人を超えると推定されています。要するに日本人の5人に1人は糖尿病、または糖尿病予備軍だというわけです。しかし、実態はこれ以上で糖尿病と予備軍を合わせると4000万人を超えるだろうと述べている医師もいます。

●砂糖まみれで膵臓、副腎が大迷惑

よくよく考えてみれば現代人は、砂糖まみれの生活を送っていると言っても過言ではないのかもしれません。スナック菓子、チョコレート、アイスクリーム、クッキー、ドーナツ、パン類、おにぎり、麺類、和菓子、ペットボトルや缶入りのコーヒーやジュースなどは、単純炭水化物のかたまりです。

これらの食品を多食することは、とりもなおさず膵臓に多大なる負担をかけることになります。ということは、糖尿病と予備軍を合わせると4000万人という数にも、リアリティがあるのかもしれません。

膵臓に次いで迷惑を被っているのが、副腎という臓器です。血糖値の乱高下は、体にとっては強いストレスなので、それに対抗するために副腎からコルチゾールや、アドレナリンや、ノルアドレナリンといったいわゆるストレス対抗ホルモンと呼ばれる物質を分泌し始めるのです。そして、この状態が長く続くと、当然のことながら副腎も疲弊してしまいます。前述のようにそれを副腎疲労（アドレナル・ファティーグ）と言い、多くの日本人の体の中で起こっているのです。もちろんこれらのホルモンは、生命の維持に欠かせないものなので単なる悪者、ということではありません。ただ、それが出続けてしまうことが問題なのです。

アメリカの抗加齢医学会では、副腎疲労になると甲状腺の異常、さまざまな感染症、喘息などのアレルギー疾患、糖尿病、高血圧症というように、あらゆる疾病を引き起こすと考えられています。そして重要なのは副腎疲労になると、うつ病に似た症状が出ることです。しかしこれは、本当のうつ病ではないため、抗うつ剤が効きません。残念ながら日本ではまだ、副腎疲労の専門医の数が少ないため、正しい診断がなされていない場合も多いのです。間違った診断により、間違った投薬治療が行われているケースも多々あると聞きます。早期に専門医が養成されることが待ち望まれるところではありますが、読者の中でも、もし、思い当たるふしがあるようでしたら、数少ない副腎疲労の専門医を探して診断を受けたほうがいいかもしれません。同時に、ご自身の食生活をしっかりと見直し、改善することも必須条件だということを忘れないでください。

白い悪魔の三兄弟を多食することによって、連鎖的に起こる体の反応は、結果として私たちの精神のありようも変えてしまいます。理解不能な凶悪犯罪や事故の背後に、私たちが普段から口にしている食べものが存在していて、影響を与えていると筆者が考えるのは、おかしなことでしょうか。もっと明確な結果が出るまで、筆者の見解は異端扱いされ続けるのでしょうか。今以上に、悲惨な事件、事故が多発しなければ、多くの人たちの食生活を変えることはできないのでしょうか。

賢明な読者諸兄諸姉の勇気ある決断が求められています。

【缶コーヒー、缶ジュース】

……1缶にどれだけの砂糖が入っているのかご存じですか

オフィスで根をつめて仕事をしたあととか、忙しく営業に回って会社に戻った時とか、気が進まない長い会議が終わった時など、ホッとひと息つきたくて、缶コーヒーや缶ジュース（ペットボトルも同様ですが）を一気に飲み干した、なんてことは誰にでもあると思います。しかし、その缶コーヒーや缶ジュースにどれくらいの砂糖が入っていて、それがどんな影響をもたらすのか、ということについては、あまり考えていないのではないかと思います。

一例を申し上げますと、缶コーヒーには角砂糖3個（1個は砂糖3～4g）以上の糖分が、コーラのようないわゆる清涼飲料水にはなんと10個分くらいの砂糖が入っています。では、スポーツドリンクのほうがいいかというと、そうでもありません。角砂糖6個から7個分も入っているからです。しかし、こんなことで驚いていてはいけません。ファストフード店で売られている、なんちゃらシェイクのような飲みものには、角砂糖20個分は優に入っている

といわれていますから。

砂糖が体に良くない、ということはよく知られた事実ですが、世界保健機関（WHO）が推奨している新しいガイドラインでは、成人および小児の1日当たりの糖類（炭水化物とは別と考える）の摂取量を全カロリーのうちの5％未満にすべき、と勧告しています。一般的な成人の1日の摂取カロリーは、おおよそ1800〜2200キロカロリー前後といわれていますから、仮に間を取って2000キロカロリーとした場合、その5％ということになると100キロカロリーです。通常の缶コーヒー1本のカロリーがちょうどその100キロカロリーですから、カロリー計算だけで言えば、缶コーヒーを1本飲んでしまったら、その日はもう糖類は摂取できないことになってしまいます。実際にはそんなことはありえないことなので、摂取カロリーの中に占める糖類の割合が増えてしまうことになるわけです。これが結果的に体に大きなダメージを与えることになります。

●「空《から》のカロリー」砂糖のリスク

砂糖には、カロリーはありますが、私たちの体に必要な栄養素はほとんど含まれていません。そのような食品のことを「空のカロリー（エンプティカロリー）」と言います。アルコールなども空のカロリーの一種です。このことを誤解して、空のカロリーとは燃えカスが残らないので良いものだ、などと言っている人もいるようですがそれは間違いです。

空のカロリーというのは、必要な栄養素を含まないために、体内に取り込んでしまうと大きな負担を負うことになってしまうのです。白く精製した小麦粉や白米なども同じ分類に入ります。カロリーがあるということは、体のエネルギー源になるということで、何らかの経路を経てブドウ糖に変化します。ブドウ糖がエネルギー源になるためには、さまざまな体の機構を使わなければならないわけですが、そのひとつは、クロムという必須ミネラルの一種を使うことです。このクロムが活躍してくれないと、ブドウ糖を細胞の内側に取り込むことができません。クロムが、細胞膜にあるブドウ糖を受け入れるドアを開ける鍵の役割をするからです。砂糖には(アルコールにも)クロムはまったく含まれていないので、砂糖に含まれるブドウ糖をエネルギー化するためには、他の食品から摂取したクロムを使う以外に手がありません。つまり砂糖は、クロムを体内にもたらすことなく浪費してしまいます。しかも、これまたエネルギー化のために必要な栄養素、ビタミンB_1ももたらさないので、体に何重にも負担がかかることになってしまいます。

２０１０年に発表された「世界疾病負荷調査報告書 (Global Burden of Diseases Study)」

によれば、世界中の、糖分を含む飲みものの過剰摂取が原因とされる死亡例のうち、糖尿病は13万3000人、心血管疾患は4万4000人、がんは6000人となっています。なおかつ、注目すべきは、その死亡例の78％は低所得国、および中所得国で発生しているということです。日本は、じりじりと貧困層が広がっている国ですが、こんなことの仲間入りだけは避けたいものですよね。

●砂糖には依存性がある

アメリカ・ニュージャージー州にあるプリンストン大学で行われた、ラットを使った実験の結果では、砂糖の過剰摂取には明らかに依存性のあることが示されました。ことに、砂糖の多量摂取を習慣づけたラットに対して、一転して砂糖を与えないようにすると、再び供給した時は砂糖を得るための労力をいとわなくなるのみならず、砂糖の摂取量もそれまでより多量になり、しかも砂糖の供給を絶たれたラットは、アルコールの摂取量が増え、脳機能に変化が起きていることがわかったというのです。空腹時に多量の砂糖を摂取するラットの脳内では、なんとコカイン、モルヒネ、ニコチンなどの依存性薬物による変化と同様の神経科学的な変化が起こっているということも明確になりました。

ラットでの実験がそのまま人間に当てはまるなどとは考えもしませんが、それでもまったく無視することもできません。無視できるくらいならラットでの実験自体に意味がなくなってしまいますからね。

というわけで、お仕事の合間に気合を入れるためにとか、ちょっとした息抜きにというようなことで、おなかがすいている時に缶コーヒー、缶ジュースの類をグビッとやるのは、やめておきましょう。

【カロリーゼロ飲料】

……砂糖の代わり、人工甘味料はさらにリスクがあるのです

缶コーヒーや缶ジュース（ペットボトルも含む）に入っている砂糖の量がとんでもないことはわかっていただけたと思います。

「砂糖が体に良くない、ということは承知しているので、砂糖が入っていないゼロカロリーのものを飲むようにしているから大丈夫」などと言っている方も要注意です。ゼロカロリーの飲みものは、もしかしたら、砂糖を摂るよりさらにリスクが高いかもしれません。

アスパルテーム、スクラロース、アセスルファムKなどの、いわゆる人工甘味料と呼ばれるものがゼロカロリーの飲みものに使われています。アスパルテームは、体内で分解される時に構成成分のひとつである、メチルアルコールを分離します。それが吸収されてしまうわけですが、メチルアルコールは劇物指定されているもので、誤って飲んだ場合、視力障害を起こしたり失明することもあります。また、摂取量によっては死に至ることもありえます。

戦後、食糧難の時代には、酒類にこのメチルアルコールを混ぜて売っていたそうです。それを飲んだ方が亡くなったり、失明したりということが頻繁に起きました。

アスパルテーム入りの缶コーヒーや缶ジュースを飲んだからといって、それがすぐに重大な事故を招くとは思いませんが、飲むのであれば事実を知った上で飲んでください。止めはしません。また、アスパルテームはがん（脳腫瘍や白血病）との関連も強く疑われているものだということも知っておいたほうがいいでしょう。

●体内では分解できない人工甘味料

スクラロースとアセスルファムKは、自然界には存在しない完全な化学合成物質で、私たちの体内では分解することができません。その一部が吸収されてしまい、異物として体内をめぐり、肝臓や腎臓に多大なダメージを与え続けて、免疫力を低下させる、という説もあります。スクラロースもアセスルファムKも、強い甘みはありますが、分解されて糖分が吸収されるわけではないのでカロリーとしては計算できません。これが、ゼロカロリーの意味です。ゼロカロリーというと、カロリーがないのでなんだか体に良さそう、と思う方もいらっしゃるかもしれませんが、そうではないということを肝に銘じておきましょう。

さまざまな人工甘味料は、言うまでもなく食べものではありませんから、食品を製造するにあたっては食材の扱いではありません。人工甘味料は食品添加物に指定されています。コーラをはじめとする、ありとあらゆる清涼飲料水や、コーヒー・紅茶飲料、最近では惣菜などにも使われていて、それらをお弁当のおかずとして使っているものもあります。

製造販売する側は、決まり文句のように「安全」を謳いますが、安全性が確認されたとする研究の大半は、その人工甘味料を製造販売する企業が研究のための資金提供をしているので、結果自体が端《はな》から決まっていたとも言えます。まさか、お金を出してもらったところにとって不利な実験結果を堂々と提出もできないでしょうしね。何度も何度も実験を繰り返し、資金提供をしてくれた企業に有利なデータばかりを集めて発表する、ということもないとは言えないと思います。

そして、筆者が懸念するのは、人工甘味料などの食品添加物が複合的に体内に取り込まれた時のことは、実験すらされていないということで、そんなことは日常的に私たちのまわりで起こっているはずだ、ということなのです。

しかし、このことは調査のしようもないことなので、賢明な読者諸兄諸姉は、それを承知しているからこそ人工甘味料は避けていることでしょう。

そもそも、なぜそれほどまでに人が甘みを欲するのかということに、疑問を呈さなければならないと思うのです。一部の説によれば、人工甘味料には習慣性がある、ということですが、それ以前の問題として、習慣になる前に異常に甘みを求める性質を持った人たちがいる、ということに着目すべきでしょう。それは、体の欲求もさることながら、心の欲求でもあると筆者は考えます。「甘み」を求める心の奥底には、必ず「甘え」があります。

人工甘味料を使った清涼飲料水に「ダイエット」という名を冠しているものがありますが、それはそもそも言葉の用い方として間違っています。ダイエットとは、健康的な食事のシステムのことを指すのですから、この場合、使うべきではないでしょう。ペットボトルや、缶入りの飲料は、どう考えても健康的ではありません。実際、人工甘味料を使ったオランダの実験では、体重が増えることが確認されていますし。つまりそれは、「間違った使い方のダイエット」にもなっていないということなんですけど。

●アスパルテームの危険性

筆者は可能な限りすべての人工甘味料を避けるべきだと思っていますが、特にアスパルテームは危険度が高いと思われます。アスパルテームは脳の視床下部に影響を与え、食欲の調節機能を狂わせる可能性が指摘されています。前述のように脳腫瘍や白血病との関連も疑われているので、避けるに越したことはないでしょう。よく、カフェや、ホテルのティーラウンジなどでも、グラニュー糖と並んで置かれていたりしますが、筆者は絶対に手を出しませんし、家族や友人にもそのようにしなさいと、強く警告しています。なぜカフェや、ホテルのティーラウンジにアスパルテームが置かれているのかと言いますと、そのカフェやホテルがアスパルテームを販売している会社の化学調味料を仕入れているからではないかと思います。営業担当者は、少しでも売り上げを上げるために抱き合わせで、化学調味料と人工甘味料を納品しているのです。つまり、人工甘味料・アスパルテームが置いてある店は、化学調味料を使っている可能性も高いということでしょう。

危険なのはアスパルテームばかりではありません。すべての人工甘味料は安全ではないと、筆者は考えています。もちろん、人工甘味料は安全だと信じて摂取するのは個人の自由ですが、それほどまでして甘みを必要としているのですか、とその人に問いたい。これはなんとなく、使い続けていてもいいものなんですか、と問いたいのです。その甘みへの欲求の背後には何かがあるはず。その何かを探らずに欲求を満たす行為を続けることに、問題意識を持ってほしい。そう思うわけです。

【コーヒーフレッシュとガムシロップ】

……その内実はトランス脂肪酸のかたまりと高果糖コーンシロップ

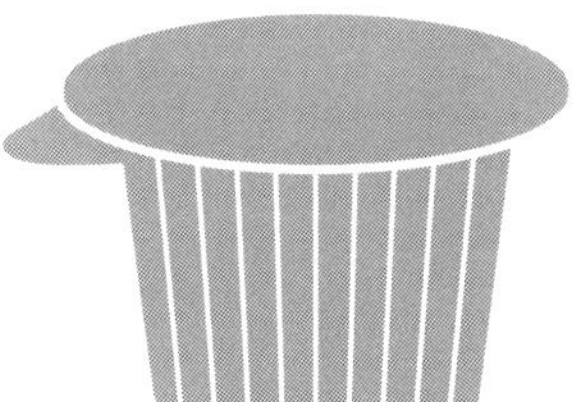

夏の午後の暑い盛りにカフェなどに入ってひと休みしていると、頭から湯気でも出ていそうな方も入ってきて、判で押したように「アイスコーヒー」を注文しています。その気持ち、わかります。体に良くないかも、と思いながらもついつい冷たいものが、それも苦みがきいたアイスコーヒーはまさに一服の清涼剤ですから、どうしても飲みたくなってしまいます。

同年代のオジサンたちが、そのアイスコーヒーに何個ものガムシロップとコーヒーフレッシュを入れているのを見ると、思わず、「それはやめておけ」と言いたくなってしまいます。

なぜかというと、ガムシロップの甘みはかの悪名高き「高果糖コーンシロップ」ですし、コーヒーフレッシュはミルクの一種だと思い込んでいる方もいらっしゃるようですが、実際にはミルクは一滴も入っておらず、油と水と食品添加物で作られたトランス脂肪酸のかたまりだからです。

●コーヒーフレッシュは食品添加物のかたまり

コーヒーフレッシュは、長期間常温の場所に置いておいても、腐りません。ミルクが含まれていたら、そんなことは絶対に起こりませんよね。必ず腐敗するはずです。腐らないというのは、どういうことかを考えなければなりません。ものが腐らないということは、腐らないような手立てをしているということです。コーヒーフレッシュの中に含まれている防腐剤、あるいは保存料といわれるものがその役目をしています。

そのほかにもコーヒーフレッシュには、白い色にするための着色料や、それらしい匂いをつけるための香料、とろみをつけるための増粘多糖類、油と水を混ぜるための乳化剤などが使われていますが、これらが体にはめっぽう悪いのです。乳化剤として使われるものの中には安全性が疑われるものもあり、肝臓や腎臓などの臓器にも悪影響を与えることが考えられます。また、胎児の染色体異常を引き起こす可能性があるとも言われているので、若い女性の方は特に気をつけたほうがいいかもしれませんね。特に妊娠中の方は、摂取してはいけない物質のひとつです。ショ糖脂肪酸エステルなどという名称の乳化剤もあり、その名称からつい、砂糖の仲間かと思ってしまう方もいらっしゃるかもしれませんが、砂糖とはまったく性質の異なる物質です。乳化剤は食品に使われる場合には食品添加物の一種として扱われますが、同じ物質が化粧品や洗剤などに使われる場合は、乳化剤ではなく界面活性剤という名称になります。どこか、納得しかねる感があるのは筆者だけなのでしょうか？　また乳化剤は、一括表示といって何種類もの乳化剤をいくら使ったとしても、それぞれの名称を表示する必要はなく、ただ乳化剤と表示するだけでいいのです。

食品添加物単体での安全性にも疑問がありますが、それらが複合的になった場合のことを考えると、少なくとも親しい人にはやめておくように進言したいところです。コーヒーフレッシュの中には、何種類もの食品添加物が複合的に使われているのです。

そもそも、ですが、コーヒーにコーヒーフレッシュを入れるというのは、コーヒー自体がおいしくないからではないでしょうか？　おいしいコーヒーであったなら、コーヒーフレッシュを入れて飲もうなどとは思わないかもしれません。現に筆者はそうです。丹念に淹れたコーヒーに混ぜ物をするのは、コーヒーを冒涜《ぼうとく》しているようにさえ感じてしまいます。とは言っても、通常の3倍も抽出が可能になる「リン酸塩」などが使われているようなコーヒーでは、コーヒーフレッシュでも入れないとおいしくは飲めないのかもしれませんが。

安いコーヒーには、このリン酸塩が使われることも多く、リン酸塩の摂りすぎが鉄分の吸収を阻害したり、カルシウムと結合して体外に排出したりします。その結果、免疫力の低下、自然治癒力の低下を招いていると指摘する専門家もいます。

●アメリカでは使用禁止運動が起きる高果糖コーンシロップ

そして、ガムシロップです。

私たちが日常飲んでいるものの中に含まれている甘味料で、注意しなければならないのは高果糖コーンシロップと呼ばれるものです。別名をブドウ糖果糖液糖、また果糖ブドウ糖液糖、あるいは異性果糖とも言われるもの。呼び名によって、ブドウ糖や果糖の含有量など、多少の違いはありますがほぼ同じものです。この高果糖コーンシロップは、飲みものだけではなく、安いスイーツや、惣菜や冷凍食品などの加工食品にも幅広く使われています。そしてアイスコーヒーなどに入れるガムシロップが、まさにこの高果糖コーンシロップなのです。

原材料は、コーンシロップと言うがごとくコーン、つまりトウモロコシです。もちろん言うまでもないことですが、そのトウモロコシは遺伝子組み換えによってつくられたものです。原材料がトウモロコシということで、自然な食品からつくられるため一見良さげに思われることもあるこの高果糖コーンシロップですが、じつは砂糖よりも激しく血糖値を上昇させると言われています。コストが安いため、あらゆる食品に甘みをつけるために使われているのです。血糖値の問題だけではなく、その延長線上にある肥満や糖尿病などの原因物質として国民の健康を脅かすことや、体内で大量の活性酸素を発生させるなど、その害があまりにも大きいため、アメリカでは使用禁止にするよう運動が展開されています。

ただし、同じ果糖とは言っても、果物などに含まれている果糖と、高果糖コーンシロップの甘みの主体である果糖は違いますので、ご安心ください。果物などに含まれる果糖は、食物繊維などの働きもあり、体内ではゆっくり吸収されるのです。果物には、私たちの体に必要なビタミンやミネラル、植物栄養素（ファイトケミカル、またはファイトニュートリエントと呼ばれる場合もある）なども豊富に含まれていますので、健康的な食べものであり十分にメリットがあります。一方、高果糖コーンシロップは私たちの体に多大な負担をかけますので、くれぐれも高果糖コーンシロップが入った飲みものや加工食品などの摂りすぎには注意を払っていただきたいと思います。高果糖コーンシロップは低温で甘みが増すという特徴があるため、アイスクリームや冷やして飲む清涼飲料水、冷たい菓子類などにもよく使われていますので、うっかりすると知らぬ間にたくさん摂っていたりするかもしれません。

高果糖コーンシロップの日本での市場規模は、年間約８００億円から１０００億円と言われていますが、それを日本スターチ・糖化工業会に加盟している10社でほぼ独占しており、約9割のシェアを占めています。これも砂糖と同様に、利権が絡んでいますので、マスメディアでこの問題が取り上げられることはないでしょう。だからこそ、私たちは自主的に高果糖コーンシロップを排除するようにしていかなければならないのです。特に、子どもたちには絶対に、高果糖コーンシロップを摂らせないよう配慮すべきだと思います。

国際糖尿病連合（ＩＤＦ）は、その調査報告の中で、世界の糖尿病人口は爆発的に増え続けており、２０１７年現在で糖尿病有病者数は4億２５００万人で、世界人口の８・８％が糖尿病に罹患していることとともに、このまま有効な対策を施さないと、２０４５年までに6億２８６０万人にまで増加すると予測しています。また、糖尿病の増加率は先進国で20％、発展途上国ではなんと69％にものぼるといわれています。日本の厚生労働省の発表によれば、日本人の５人に１人は糖尿病、およびその予備軍だとのこと。つまり、糖尿病が決して対岸の火事などではない、ということです。糖尿病との縁を断ち切るためにまずは、高果糖コーンシロップ入りの飲みものを排除することから始めましょう。

涼を求めてアイスコーヒーを飲もうという時は、ある程度のお金を出してでも、まともなコーヒーを、コーヒーフレッシュとガムシロップ抜きで飲みたいものです。

【立ち食いそば、乾麺のそば】

……大半が中国から輸入されたそば粉、小麦粉に不安あり

おいしい秋の食材が出回り始めるころになると、筆者は「新そば」を楽しみにしています。あの香りと味は、何ものにもかえがたいものです。うどんもそうめんも大好きですが、やはり究極の麺類となると、そばです。

新そばは、10月中旬くらいから出始める「秋そば」が主ではありますが、その前に出る「夏そば」もあります。香りや味は秋そばにかないませんが、夏そばにもそれなりのおいしさがあります。

そばの栄養価の高さは、つとに知られていますが、特にルチンの効果・効能は有名です。植物栄養素の一種である、ポリフェノールの仲間のフラボノイドに分類されるルチンという栄養素は別名「ビタミンP」とも呼ばれ、適正に血圧を下げ血栓ができるのを防ぎ、強力な抗酸化作用でがんや動脈硬化、心臓疾患などの、いわゆる生活習慣病を予防すると言われて

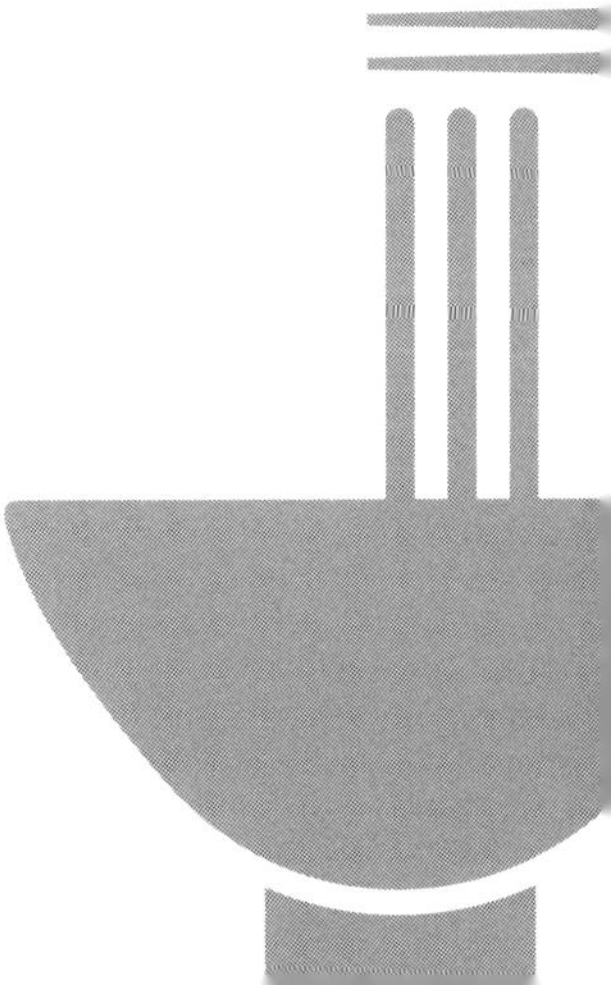

います。抗菌・抗ウイルス作用も強く、免疫力強化にも役立ちます。

ルチンのほかにも、そばにはビタミン様作用物質と呼ばれるコリン、ビタミンB_1やパントテン酸などのビタミンB群、必須アミノ酸のリジンやトリプトファン、そして腸内の有害物質の排泄を促し便秘を解消してくれる食物繊維など、重要な栄養素が豊富に含まれています。

コリンは私たちの神経細胞をつくる成分のひとつですが、記憶力をはじめとする脳のさまざまな機能に関わっていると考えられています。アルツハイマー型認知症の人にはコリンが不足しているというデータもありますから、日常の食生活でしっかり摂っておきたい栄養素です。また、コリンは体内でレシチンや、アセチルコリンという物質の原材料にもなり、血管内壁に余分なコレステロールなどがたまるのを防いでいるのです。したがって、コリンが十分にあると動脈硬化を防ぐだけでなく、肝臓に脂肪がたまることも阻止してくれます。

●輸入ものや乾麺は要注意

このように、食材として本当に素晴らしいそばですが、最近、スーパーで売られているそばなどは、ほとんどが小麦粉で、申し訳程度に少しだけそば粉を混ぜた商品ばかりになってしまいました。食品表示を見てみると、まず、先頭には小麦粉が……。そして表示の最初にそば粉が表記されているものはやはり価格が高いのです。乾麺のそばは、そば粉の配合比率が30％未満の場合は、配合割合を表示しなくてはならないので、表示がなければそば粉が30％以上は含まれていることになります。また、「標準」「上質」といったＪＡＳマークがついている商品もあり、それぞれ、そば粉が「標準」は40％以上、「上質」は50％以上含まれている必要があるので、選ぶ際に参考にしてみてはいかがでしょう。これが、立ち食いそばですと、ほんの申し訳程度のそば粉しか入っていないケースも多いので要注意です。

さらに、その小麦粉、そば粉もほとんどが輸入ものです。

そば粉の輸入先の大半は中国（約80％といわれている）ですが、ご存じのとおり中国産の食材はあまり褒められたものではありません。そば粉も同じで、農薬や化学肥料の害もさることながら、保管の段階で使われる殺鼠剤や、輸入する段階で使われる防虫剤に警鐘を鳴らす専門家もいます。チェーンの立ち食いそば店やあまりにも安いそば店は、使っている原材料に不安があるので筆者は絶対に食べません。

そばに需要があるからこそ、日本では多くのそば店が営業できているわけで、それだけ日本人がそば好きだということの証左でもあるのですが、ここでもまた食の安全性が問われるわけです。

素晴らしい日本の食文化のひとつであるそばを守るためにも、そばを栽培している日本の農家を応援してあげてください。落語の「そば清」の主人公ほどではないにせよ、かなりのそば好きを自認する筆者としては、「そばくれねぇはなんの心配もしねぇで食えるようにしてくれねぇかい」と、啖呵《たんか》のひとつも切りたくもなるのです。

【コンビニおにぎり】

……保存料の代わりに使用される pH調整剤は34種類の化学物質

少し前に、子どもの中に、お友達のお母さんがつくってくれたおにぎりを食べられない子がいる、という話を聞きかなり驚いたものでしたが、先日、友人から聞いた話によると、今はそれどころではなく、自分の母親がつくったおにぎりさえも食べられない子がいるんだとか。それってどういうことなんだろうと、こちらは首をひねるばかりです。普通に育ったら、そんなことになるはずもありませんから、親があまりにも神経質になって食べものに付着している菌のことを気にして、あれも汚い、これもダメ、と幼い時から言い続けてきたせいなのかもしれませんね。もちろん、不潔な手でおにぎりを握ったり、お料理をしたりするのはいけませんが、普通に手を洗っていれば大丈夫なんですけどね。

最近は、やたらと抗菌、除菌とうるさく言うものだから、消費者にもおかしな常識が植えつけられてしまったのかもしれません。

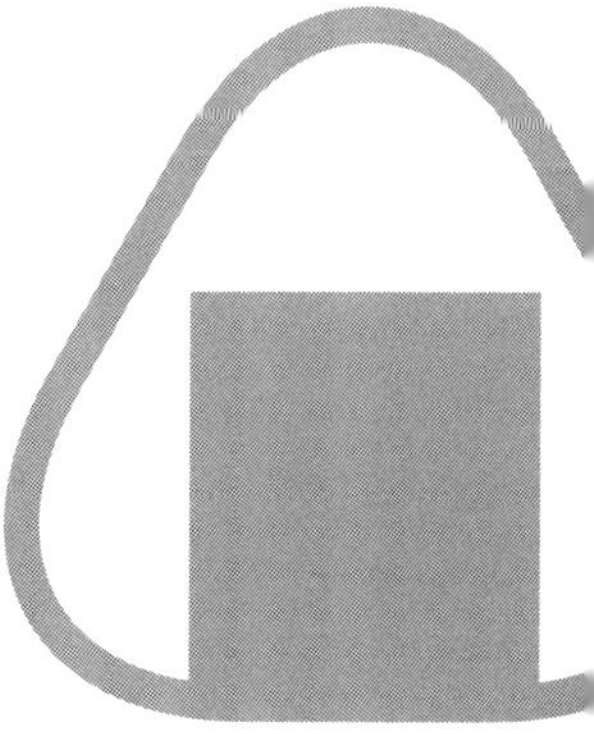

ぬか漬けセミナーを開催してみてわかったのですが、お漬物にはつくった人の常在菌が混じります、どうしても。そして、その常在菌のわずかな違いによって、数日後には、同じように仕込んだぬか漬けが、それぞれ全然違う味になっていたりする。そこがおもしろいし、それぞれのおいしさがあるということもわかる。もしかしたら、母親のおにぎりが食べられない子は、母親がつくるぬか漬けも食べられないのかもしれません。

でも、筆者がもっと驚いたのは、そういう子どももコンビニで買ったおにぎりは食べられるというのです。これって、どういうことなんだろう。なにか、大事な尺度みたいなものが狂ってるんじゃないかしら、と思ってしまいます。

筆者はたった一度だけ、コンビニのおにぎり、なるものを食べたことがあります。あれは、河口湖湖畔での朝のことでした。じつは薬臭くて、ふた口ほど食べてギブアップした憶えがあります。

それもそのはず、コンビニのおにぎりには大量の食品添加物が使用されています。中でも保存料や着色料は、相当の量が入っていると思わなければなりません。製造してから配送され、コンビニの店頭に並ぶまでの時間もかなりありますし、そのままコンビニの棚に並べられて、お客さんが手にして家かオフィスに戻り、それでもすぐに食べるかどうかわからない、となると売るほうは相当神経質にならざるを得ません。もし、食品事故など起こでうものなら、糾弾され、罵倒され、下手をすると企業としての存続すら危ぶまれるような状況にならないとも限りません。ですから製造販売側としては、最大限安全性に配慮してつくり、売るしかないのです。大量の食品添加物を使うことで、そのリスクを回避できるのですから、使って当たり前ということになるのでしょう。

●保存料と書かれていないから大丈夫、とはいかない

しかし消費者の中には、保存料や着色料の安全性に疑問を抱き、自主的にそのような食品添加物を含んだ商品を買わないようにしよう、という動きもあります。それを受けるようにメーカー側は保存料や着色料を使用していないおにぎりをつくるようになりました。

ところが、そこにはちょっとしたからくりがあるのです。たとえば、魚肉練り製品には、保存料の代わりに、調味料（アミノ酸等）と表示されるものを使用し、それが結果的に日持ちを良くしている、つまりは、保存料を使ったのと同じ効果を出している、ということがあります。

コンビニのおにぎりでも、似たようなことをしています。こちらは、調味料（アミノ酸

等）ではなく「pH調整剤」なるものを使います。pH調整剤はおにぎりだけではなく、パン、サンドイッチやお弁当、冷凍食品やジャムなどにも大量に使われています。

pH調整剤として使われる化学物質には、リン酸、クエン酸、フマル酸、コハク酸、酒石酸など、計34種類が認可されていますが、これも一括表示が認められているため、どの化学物質を、どれだけ使ったのかは表示する必要がありません。

pHというのは、言うまでもありませんが、酸性、アルカリ性の度合いを示すものです。何もしなければ食品は、時間経過とともに変質したり、変色したりしますが、pH調整剤を使うとそれらが防げ、他の食品添加物の効果も高めてくれるという、製造側にとっては夢のような化学物質なのです。

pH調整剤が、人体に何も影響を与えないのであれば、それは本当に夢のような話なのかもしれませんが、そうはいきません。pH調整剤は私たちの腸内細菌を殺してしまっているのではないか、という疑いがあります。腸内細菌は、バランスを保つことで消化分解のみならず、免疫力にも関わっています。免疫細胞の70％は腸内にあると言われるくらいですから、腸内細菌は大事にしなければならないわけですが、pH調整剤を摂り続けていると、その腸内細菌のバランスが崩れ、結果的に免疫力が落ちることが考えられます。

pH調整剤の中でも特に問題視されているのがリン酸塩なのですが、このリン酸塩は腸管からカルシウムが吸収されるのを妨げると言われています。カルシウムの吸収がうまくいかないと、やがては骨粗しょう症にもなりかねませんし、カルシウム不足によるイライラや、神経過敏を引き起こすこともあります。

また、リン酸塩は亜鉛というミネラルを体外に排出してしまう、ということも重大な問題です。亜鉛が不足すると、味覚障害が起きることがわかっていますし、傷の修復にも影響が出ます。そして、亜鉛はセックスミネラルと言われるがごとく、生殖機能に深く関わっているのです。

もし、不妊で悩んでおられる方がいらしたら、リン酸塩の摂取には気をつかったほうがいいかもしれません。

●使用されるお米の安全性

もうひとつ、コンビニのおにぎりで気になるのは、使われているお米です。とにかく安価に提供することを求められているので、製造販売側も可能な限りコストを落とすことを考えます。結局、使うお米は中国などからの輸入米、というケースが多くなるのですが、この安全性には大いに疑問があります。

中国産のお米は、コンビニのおにぎりだけではなく、ファストフードやファミレスなど安さを求められる外食や、お弁当などにも使われますし、米粉にして煎餅《せんべい》などの米菓の材料としても大量に使われています。

煎餅では、油で揚げた上にたんぱく加水分解物の粉をまぶした製品まで売られています。これはもう、最悪を通り越しています。たん白加水分解物というのは、肉や魚の加工後に残った部分や、搾油したあとの小麦や大豆などを、塩酸などで加水分解してつくり出すものですが、必然的に生じてしまうクロロプロパノールという化学物質に発がん性があることが問題視されています。農林水産省も、このクロロプロパノールに関しては「食品にたんぱく加水分解物を高濃度加えるのは好ましくない」との見解を示しているものです。何ひとつ得るところのない商品ですが、不思議なことに、こういうものが売れていたりする。消費者の見識を疑いたくもなりますが、いかに現状をご存じない方が多いか、ということの証左でもあります。皆さんは、ぜったいに召し上がらないようにお願いいたします。

さて、そんな、コンビニのおにぎりですが、そもそもコンビニに行く目的のトップが、おにぎりを買いに行く、ということですから、どれほど売れるのかと、いらぬ心配をしたくなってしまいます。統計によると、コンビニでは毎日１０００万個を超える数のおにぎりが売れているそうです。おにぎりの年間販売額は約４０００億円に達するとも言われます。どちらも驚異的な数ですよね。それだけ売れるのですから、コンビニも黙って見ているわけもありません。この市場をどうやって奪い取るかということに熱を上げるのも、むべなるかなといったところかもしれません。

こうしてみると、おにぎりってほんとに日本のソウルフードなんだなと、合点がいきます。だからこそ、もっとおにぎりを大切にするべきではないかと、年寄りじみたことも言いたくなってしまうのです。工場で大量生産されたおにぎりと、母親やお友達のお母さんが、それこそ手塩にかけて握ってくれたおにぎりと、どちらに軍配を上げるべきかよくわかりませんが、筆者はこの先も決して、コンビニのおにぎりは買わない、食べないことだけは確かです。

【サラダ油】

……オメガ6脂肪酸の摂りすぎで体が炎症体質に、さらには認知症のリスクまで

筆者自らが運営している「お野菜宅配」の中に先日、サトイモが入ってきました。しかし小さい。もう少し大きければ皮をむいて、だし汁で煮たり、味噌汁の具材にしたりするのですが、小さすぎると皮をむくのが面倒なのです。そこで、外側についている土だけ洗い落として、蒸すことにしました。蒸しあがったサトイモの皮はすぐにむけるので、それに亜麻仁油と塩をつけて食べました。ねっとりした食感と、サトイモ特有の香りと味を楽しむことができました。亜麻仁油と塩をつけると、サトイモだけではなくサツマイモやジャガイモ、ブロッコリー、カリフラワーもおいしく食べられます。

亜麻仁油に含まれているオメガ3脂肪酸は、オメガ6脂肪酸とともに「必須脂肪酸」ですから、必ず食事から摂取しなければならない重要な栄養素のひとつです。体が求めているものは当然、おいしいと感じるわけですが、特に脂肪に対する欲求は、現代人が強く持ってい

るものです。

なぜかというと、現代人の多くは「脂肪不足」に陥っているからです。「そんなことはないだろう。から揚げやトンカツやポテトチップスや、ほかにもいろいろと油は摂っている。いや、むしろ、現代人は油の摂りすぎを気にしたほうがいいくらいだろう」と、思う方も多いでしょう。

しかし、それは違います。私たちが摂るべき脂肪酸には種類があって、から揚げやトンカツやポテトチップス、さらには市販のマヨネーズやドレッシングやサラダ油などからは摂取できない脂肪酸があり、それが不足しているのです。

その不足している脂肪酸こそが、亜麻仁油に豊富に含まれているオメガ3脂肪酸なのです。オメガ3脂肪酸は、亜麻仁油のほかにも、えごま油やしそ油などにも含まれていますが、製法などには疑問な点も多く、信頼できる製品はそれほど多くはありません。筆者が信頼を置く商品は、こちらのサイト（http://kiyo-san.jp/）に紹介していますので、興味ある方はチェックしてみてください。

ちなみにオメガ3脂肪酸はイワシ、サバなどの青魚の魚やクルミなどにも含まれています。

●食生活の乱れによって炎症体質に

オメガ3脂肪酸とオメガ6脂肪酸は、私たちの体内に入ると消化、分解、代謝されて、最終的には細胞膜の原材料になり、また「エイコサノイド」と呼ばれる体内調整物質もつくり出します。

エイコサノイドが体内に存在することはずいぶんと昔から考えられてはいましたが、なかなか確認ができませんでした。それは、確かにあることはあるのですが、その働きを終えると消えてしまうという特徴があるため、高度な技術を駆使しなければ確認できなかったからです。

近年に至ってようやく、その存在が確認され、エイコサノイドの実態も解明されることになりました。そしてわかったことは、エイコサノイドには大きく分けて2つあり、そのうちのひとつが炎症系のエイコサノイドで、もうひとつは非炎症系エイコサノイド（抗炎症系エイコサノイド）であるということでした。

このどちらも、私たちの体には必要です。だからこそ、体がつくり出しているわけです。

つまり、私たちの体は傷を負ったり、細菌やウイルスが体内に侵入しようとした時には、炎症を起こします。そうして体を守ろうとするわけですが、もし炎症を起こすことができなかったら、傷はいつまでもふさがらず、細菌やウイルスの侵入を許してしまうことになり、生命の存続を危険に晒《さら》すことにもなりかねません。だから、炎症系のエイコサノイドが必要なのです。

一方で、その炎症がいつまでも続いてしまったのでは、また別の生命の危機になってしまうわけで、その炎症を抑えるために非炎症系エイコサノイドが必要になります。そして重要なのは、現代人は食生活の乱れや偏りによって、体内に痛みを伴わない炎症、腫脹《しゅちょう》や発赤《はっせき》などを起こさない炎症を抱えている、ということです。その代表が肥満であり、糖尿病です。これらの身体症状には、またほとんどすべての生活習慣病と呼ばれる疾病の背後には、炎症という病理が深く関わっているのです。

炎症系エイコサノイドをつくり出しているのはアラキドン酸という脂肪酸ですが、これを多く含んでいるのが動物の肉です。そしてもうひとつ考えなければならないのは、そのアラキドン酸はオメガ6脂肪酸（リノール酸）が体内で代謝されることによってもつくり出されるということです。

●サラダ油が炎症のもとに

ここで、皆さんご自身の食生活を振り返ってみてください。私のこれまでの本を読んでくださった方々は、筆者が「お肉は全食事量の10％以下でいい」「サラダ油は使うな、買うな、食べるな」「亜麻仁油をせっせと食べろ」などと述べてきたことをご存じでしょう。その背景に、前述したことなどもあるわけです。

はじめて私の本を手に取ってくださった方々や、筆者の言っていることを世迷言くらいにしか認識していなかった方は、ご自分の食生活を振り返ると、炎症系のエイコサノイドをつくり出す脂肪酸ばかりを食べていたことにお気づきになるのではないでしょうか。

通常、油は原材料となっているものが名称の一部になります。亜麻仁油だったら亜麻の仁（種のこと）が原材料ですし、ごま油だったらごまです。オリーブオイルはオリーブですし、菜種油は菜種ですよね。では、サラダ油は何が原材料でしょうか。サラダ油はその原材料を示していないのです。その原材料は、多くは大豆、コーンなどの安価な穀物です。それも、ほぼ１００％、遺伝子組み換えによってつくられた原材料によってできています。遺伝子組み換え作物の是非は、この頃のテーマではないので語りませんが、筆者は圧倒的に反対です。

今回、問題点として取り上げたいのは、このサラダ油の主体がオメガ6脂肪酸（リノール酸）である、ということです。これを多食していると、体の中には炎症系のエイコサノイドが多くつくられることになり、体が炎症体質になってしまうということなのです。

ただし、オメガ6脂肪酸は代謝されて一部が、ジホモ・ガンマリノレン酸というものとなり、それが非炎症のエイコサノイドもつくり出しています。

要するに、私たちは摂取する脂肪酸のことを考え、正しいバランスで脂肪酸を摂らなければ健康を維持することはできない、ということなのです。その正しいバランスがオメガ3脂肪酸1に対して、オメガ6脂肪酸を4くらいというのが、最新の栄養学の見解です。そして筆者も、経験則に基づいて、この比率は正しいと思っています。

オメガ3脂肪酸には欠点もあります。それは酸化しやすいということです。たとえば亜麻仁油であれば、冷蔵庫で保存しても1か月ほどで劣化してしまいます。だからなるべく早く食べるべきなのですが、その酸化のことだけを捉えて、亜麻仁油は食べないほうがいいなどと主張する人もいます。

もっとも愚かなのは、酸化を恐れて、必須栄養素であるオメガ3脂肪酸を摂取しないことです。それは健康のレベルを落とすこととなり、ひいては生命の危機にもつながりかねません。亜麻仁油をはじめとするオメガ3脂肪酸を多く含んだオイルは、管理を徹底し、封を切ったらなるべく早く食べ切るということを心がければよいのです。

●オメガ3脂肪酸を使用する際の注意点

さらに、もうひとつ注意点があります。それは、酸化しやすいということは、温度の変化にも弱いということですから、オメガ3脂肪酸を多く含んだ亜麻仁油などは、加熱料理に使ってはいけません。オメガ3脂肪酸の分解温度は70度です。これを超えると分解がはじまり、すぐに酸素と化合してしまいます。つまり酸化するということです。だから亜麻仁油などは生で食べることが原則です。

冒頭で紹介したように、蒸したサトイモを皿にとってテーブルに運ぶ頃には、70度は下回っているので、それに亜麻仁油と塩をつけて食べるくらいでは、何の問題も起きません。また、味噌汁やスープ、うどん、おそばを食べる時には、器に盛りつけて食べ始める頃に70度以下になっているでしょうから、そこに亜麻仁油などをかけても大丈夫です。蒸した野菜や、茹でた野菜、焼いた野菜なども、盛りつけてテーブルに運んでから、かけて食べるということなら問題ないでしょう。もちろん、サラダをつくる時や、納豆、豆腐、おひたし、ごま和え、白和えなどにかけたり和えたりするのも、とてもおいしい食べ方です。

そのようにして、オメガ3脂肪酸をきちんと摂取することで、現代人が炎症体質から抜け出すことができたら、それは大いに医療費の削減につながることだろうと思います。


ダライラマ14世は、こんなことをおっしゃっています。

「おいしい料理をつくって食べたいと思う時には、そのおいしい料理の調理法を知らなければ食べることはできません。その意味を知ることが大切であり、意味を知るためには勉強をする、学ぶということが何よりも大切な要素となります」

けだし名言と言うべきでしょう。おいしい料理とは、まさしく体に良い料理です。料理に肝心なのは温度です。食材や調味料には最適な（オプティマルな）温度があります。それがわかれば、簡単においしい料理をつくることができるようになります。それを学んでいただきたいと切に願う次第です。その意味で、料理は知的な作業なのです。

若年性認知症の患者数が増えてきているということをご存じでしょうか。65歳未満で認知症を発症してしまう若年性認知症の患者は、全国で約4万人近くいるといわれています。

認知症施策推進総合戦略、通称「新オレンジプラン」と呼ばれる、厚生労働省をはじめとして内閣官房、内閣府、総務省、法務省、文部科学省、農林水産省、経済産業省、国土交通省、警察庁、金融庁、消費者庁など、多くの省庁が関わっている大規模な施策にも、若年性認知症の対策が盛り込まれています。

２０１２年時点で約４６２万人と言われていた日本の認知症患者数ですが、厚労省の推計によると、２０２５年には患者数が７００万人に達し、65歳以上の約５人に１人が認知症ということになるそうです。あまり想像したくない未来予想図ですが、笑ってはいられない事態です。

若年性認知症とは別に、認知症予備軍といわれる「軽度認知障害」の人も、現段階で約４００万人を超えていると推計されていて、この方たちはいずれ重度認知症になっていくと考えられています。

これは、医療機関を受診して認知症と診断された人の数ですから、医療機関を訪れない人を含めると、どれくらいになるのかわかりません。認知症の患者が増えると、それに伴ってさまざまな社会への影響が出てきます。町を徘徊する人も増えるでしょうし、高速道路の逆走といった事故も増えるかもしれません。

●認知症を引き起こす要因

認知症がなぜ起きるのかは、まだ研究段階で確たる説はありませんが、一説によれば生活習慣病が一因だと言われています。たとえば、高血圧症の人は認知症になりやすいというデータがありますし、糖尿病の人がアルツハイマー型認知症になりやすいとも言われています。

そんな中で筆者が着目しているのは「ヒドロキシノネナール」という物質です。ヒドロキシノネナールは、一般的なサラダ油などに多量に含まれています。リノール酸（オメガ6脂肪酸）が200度以上に加熱されると生成されるのですが、サラダ油などの製造過程では、脱臭の工程で200度以上になってしまうので、必然的に含まれることになります。

ヒドロキシノネナールは、私たちの体内に入ったあと、細胞膜の構成要素のひとつであるリン脂質を酸化させます。全身のあらゆる細胞に悪影響を及ぼすため、当然、脳の神経細胞も影響を受け、徐々に死滅していきます。最終的に、脳の一部である海馬という記憶装置も委縮させ、やがては破壊してしまうのです。これが認知症のプロセスで起こるといわれています。

では、どうすればいいのでしょうか。

簡単です。サラダ油を摂らないようにすることが、もっとも早い解決方法となります。加えて、サラダ油に類するような劣悪な油を使った〝工業製品的加工食品〟を食べないことです。マヨネーズやドレッシング、揚げものやスナック菓子などにも、大量のヒドロキシノネナールが含まれているので、食べないほうが賢明です。

また、トランス脂肪酸も認知症の原因物質と疑われているので、その意味からも、摂らないようにしましょう。トランス脂肪酸に関しては、76ページの「スナック菓子」の項でその危険性をくわしく述べていますのでご参照ください。

もう一点、注意を喚起しておきたいのが「アミロイドベータ」という物質で、たんぱく質の一種です。アミロイドベータは脳内の情報伝達のプロセスで必然的に生み出される物質ですが、通常は分解されて脳の血管を通じて体外に排出されます。ところが、なんらかの理由により、この排出がうまくいかなかったり、アミロイドベータが過剰に生成されてしまうと、脳内に蓄積されることになり、次第に毒性を発揮して脳の神経細胞を破壊することになるのです。それも認知症の原因になっています。

このアミロイドベータの害を防ぐには、どうしたらいいのかというと、大豆を食べればいいのです。じつは、大豆に含まれている「ホスファチジルセリン」という成分が、アミロイドベータの排出を促すことがわかっています。ホスファチジルセリンは、細胞膜を軟らかく保つ作用があるのですが、それによって脳の細胞も不要な物質を細胞外に排出することができ、必要な栄養物質は摂り込みやすくなります。結果的に、脳内に有害な物質をとどめることがなくなり、正常に保つことができるというわけです。ホスファチジルセリンは人間の体内では合成できない物質なので、食事から摂取するしかありません。

しかし、いくら認知症の予防に役立つからといって、むやみやたらに食べればいいわけではありません。豆類は穀類の2分の1くらいの摂取量がちょうどいいのです。

食事はトータルに考えなければ、正しい答えに行きつくことができません。そのトータルな考え方を学んでいただけるように、筆者が主宰している「一般社団法人日本オーガニッククレストラン協会／ＪＯＲＡ」では、『オンライン基礎講座』を開講しています。詳しくは、こちらのサイト（http://lp.organic-restaurant.jp/）をご覧ください。これまでのリアルの基礎講座も、もちろん継続しておりますが、なかなか足を運ぶことができなかった方々にも、受講いただけるようにしました。これを機会に、正しい食生活のあり方、最適な食事のメソッドを学んでください。

認知症の予防だけではなく、生活習慣病全般を遠ざける食事とはどんなものなのか、ということを知っていただけることと思います。

冒頭にも書きましたように、認知症は今や年寄りの病気とばかりは言っていられない状況です。日々の食事の改善は、いつかやればいいや、というわけにはいかないのです。今すぐ始めても、なんら損失はありません。それどころか、食事の改革は早く始めればそれだけ、早く恩恵を受けることができます。１日も早く、皆さまがＪＯＲＡのメソッドを学び始めることを願っております。

【外食の揚げもの】

……酸化した油ほど危険なものはありません

最近は、11月にはもう巷にクリスマスソングが流れ出します。クリスマスの頃には、それも聞き飽きて、「もう勘弁してくれ」という気持ちになっている人も多いのではないでしょうか。どこにいってもクリスマス、クリスマスで、あきれるのを通り越して嫌悪感さえ芽生えてしまいます。クリスチャンでもないのに、なぜそんなにクリスマスに熱心なのかと疑問にも思います。

もっと解せないのは、ハロウィンです。ハロウィンの意味をわかっている人がどのくらいいるのかと、毎年のバカ騒ぎを見ながら考えてしまいます。さらに輪をかけて嫌なのが、バレンタイン。それよりもっと嫌いなのはホワイトデーです。

飲食業界が仕掛けて、マスメディアがそれに乗っかって煽るという構造自体に嫌気が差している筆者のような者は、「変わり者」「天邪鬼」などと思われてしまうのでしょうか。意外

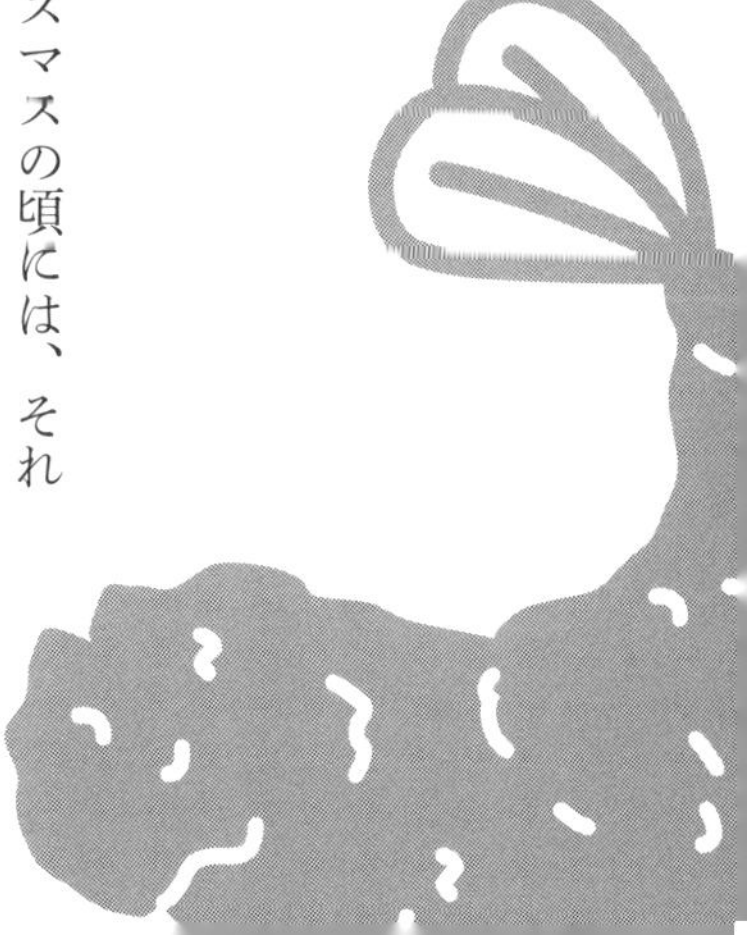

と賛同してくださる方々も多いのではないかと、少し期待しているのですが……。とはいえ、いずれにしても少数派であることに変わりはないでしょう。

筆者の気持ちとしましては、「好きなようにやってくれ」というところですが、クリスマスが近づいてくる頃には、忘年会など別の予定も加わってきて、普段はあまり外食をしない方でも、否応なしにその頻度が高まったりするものです。

●外食で揚げものは危険

そういう時の宴会料理で必ず饗されるのが、揚げものです。この揚げものには要注意です。揚げ油の原材料は大豆、菜種、トウモロコシなどが多いのですが、前述したようにこれらはほとんどが遺伝子組み換えによってつくられたものです。加えて、揚げものをつくっている間に油が高温にさらされることによって酸化してしまいます。酸化した油ほど体に悪いものはありません。食べた後に酸っぱいゲップが出たら、食べた揚げものに使われていた油が酸化していたことを疑うべきでしょう。

上記のような原材料のほかに、揚げ油にはアブラヤシを原材料としたパーム油が使われることもあります。このパーム油がまた危険度が高く、発がん作用も疑われています。さらに、膵臓から出るホルモンであるインスリンの働きを阻害して、糖尿病の発症に影響を与えます。パーム油を使用した揚げものは、できれば食べないほうが賢明です。

しかし、パーティー料理で揚げものは人気メニューのひとつです。皆さん、よく召し上がります。それは、多くの日本人が油不足だからです。ただし、不足しているのは揚げものなどに使われる油ではありません。私たちの体には、生きていくためにどうしても摂り込まなければならない栄養素があります。それを必須栄養素と言いますが、そのうちの2つは油なのです。

正確に言いますと、必須脂肪酸です。それはオメガ3脂肪酸（アルファリノレン酸）と、オメガ6脂肪酸（リノール酸）です。前述したように、この2つの脂肪酸は摂取バランスが重要で、おおよそ1：4、つまりオメガ3脂肪酸1に対してオメガ6脂肪酸4の割合で摂るべきだということがわかっています。

そして現代日本人は、圧倒的にオメガ3脂肪酸が不足しているという点が重要なのです。油はなんでもいい、というわけではありません。しかし、残念ながら大豆油にも菜種油にもコーン油にも、パーム油にも、オメガ3脂肪酸はほとんど含まれてはいません。もっとも、熱に弱く酸化しやすいオメガ3脂肪酸が含まれている油で揚げものをした場合、危険すぎて食べるわけにはいきません。

●オメガ3脂肪酸を意識して摂取すべき

要するに、揚げものに使われている油をいくら食べても、オメガ3脂肪酸不足は補えないのです。それどころか、摂取比率がどんどん悪いほうに傾いてしまい、より油不足が深刻になって体はさらに油を欲します。そしてまたオメガ3脂肪酸が含まれていない油を摂取するという悪循環に陥ってしまいます。結局、改善するためには積極的にオメガ3脂肪酸を摂取する以外にはないのです。

オメガ3脂肪酸を多く含む食用油は、亜麻仁油、しそ油、えごま油、インカインチオイルなどですが、ご存じない方のほうが多いのではないでしょうか。私たちは、これらの油を加熱せずに摂り続ける必要があります。

ちなみに植物油にはもうひとつ、オメガ9脂肪酸（オレイン酸）という種類もあり、これはオリーブオイルや椿油に多く含まれています。オメガ9脂肪酸は熱に強く、240度まで分解が起きないといわれていますので、家庭で揚げものをつくるのにもっとも適しているのがこのオメガ9脂肪酸を多く含む油ということになります。普段から油の質に気を遣い、脂肪酸の比率をある程度考えながら食事をしたいものです。

さて賢明な皆さま、宴会の多くなるこの時期、揚げもの料理とお酒は〝お付き合い程度〟にしておきましょう。

【鶏のから揚げ】

……外では食べない、家でつくる時にも揚げ油に要注意

平成の時代に生まれた子供たちの「好きな食べものランキング」というのがありまして、第1位に輝いたのは「カレーライス」でした。2位はお寿司、3位にから揚げという順位です。また、昭和生まれの大人たちの「好きな食べものランキング」の第1位はやはり「カレーライス」。カレーが国民食と呼ばれるのもむべなるかな、という感じですね。興味深いのは第2位にから揚げがランキングされていることです。ちなみに3位はハンバーグ。これを見ますと、から揚げもカレーに準ずる国民食といえるかもしれません。

筆者は、まったくと言っていいほど、から揚げを食べることはありませんが、絶対に食べないと決めているわけでもありません。最後にから揚げを食べたのは、今から3年半ほど前。博多で6人ほどの友人たちと、そこそこ品のある居酒屋で呑んだ時に友人がオーダーしたので、ひとつだけいただきました。そこそこ品のある店ではありましたが、はじめて行ったの

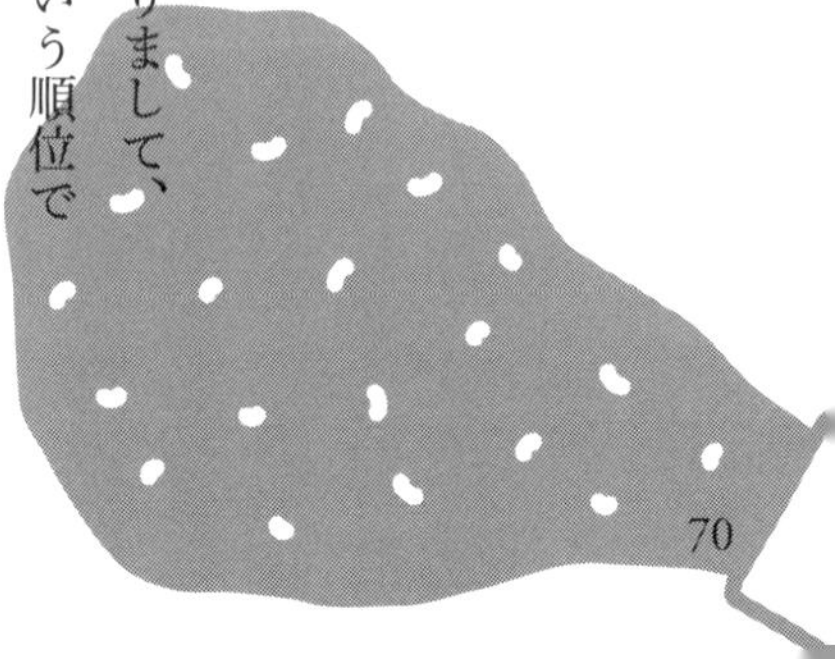

で、どの程度の素材を使っているのか見当がつかなかったため、まずはひとつだけ食べてみた、ということです。から揚げには、別添えでちょっと辛みのあるソースが添えられていましたが、これは明らかに業務用のものでしたので、手をつけませんでした。いっしょに行っていた友人たちにも、このソースは食べなくていいからと言い、端に寄せました。

●油で揚げると肉の異臭は消える

仕事でいろいろな調理現場に行くわけですが、から揚げ用の鶏肉のパックを開く時は、緊張が走ります。外国産の鶏肉が使われているケースが圧倒的に多いのですが、とにかく臭いのです。独特の異臭です。から揚げ用の大きさにカットされて、5kgほどのパック詰めになって、冷凍で現場に届きます。それに味つけをして揚げるという工程ですが、味つけの方法はパウダー状のから揚げ粉をつける場合と、液体の調味料で下味をつけてから粉をまぶす場合がありますが、どちらも強烈な味つけになっています。

そして、それを揚げてしまうと、肉の異臭は消えて、それなりの味のいわゆるから揚げができあがり、盛りつけされてお客様のテーブルに運ばれます。お客様はパックの封を切った時の異臭など知る由もありませんから、おいしそうに召し上がるのです。この揚げ油にはさまざまな問題が潜んでいますが、そのことに関しては前項で書きましたので参考にしてください。

国民食と言ってもいいほどの人気メニューである、から揚げですが、信頼のおける店以外では食べないほうがいいかもしれません。現に筆者は、滅多にから揚げを食べません。また、よく考えてみると、筆者がよく行く店には、から揚げというメニューがありません。

そうか、よくわかった、もう外食や、ましてやスーパーとか、いわんやコンビニなんかでから揚げは食べない！　今後は、から揚げは自分のうちで作って食べることにする。それだったら、国産の品質の良い鶏肉を選べるし、味つけだって自分でできるから安心だ、とお考えの読者諸兄諸姉、少々お待ちを！

●から揚げ専用油のアラキドン酸に要注意

そのお考えはたいへんけっこうだと思いますが、揚げ油もちゃんと選んでくださいね。揚げ油には最大限、気を遣ったほうがいいと思います。最近、から揚げ専用の油、というものが製造・販売されていますが、これには重大な問題があると筆者は思っております。商品の食品表示に「えごま油」と書かれていますが、もし、これが本当のことであるならばたいへんなことです。と言いますのは、えごま油にはオメガ3脂肪酸が多量に含まれております。これは、亜麻仁油などにも同様に含まれている「必須脂肪酸」の1つで、私たちの健康に欠かせないものなのですが、一方でこのオメガ3脂肪酸は70℃を超えると分解が始まり、極度に酸化してしまうという弱点もあります。酸化した油は過酸化脂質という強い毒性のある物質に変化し、私たちの体に大きなダメージを与えます。そんな成分が入っている油を、揚げ油として使うのは危険だと筆者は考えます。

また、から揚げ専用油には、アラキドン酸含有油脂も含まれているようですが、このアラキドン酸は私たちの体の中で炎症系の体内調整物質（エイコサノイド）というものに代謝されます。その炎症系エイコサノイドこそが、あらゆる生活習慣病の原因物質であることは、すでに「サラダ油」の項でも書きました。

加えて、食用大豆油（国内製造）と書かれていますが、製造しているのが国内というだけで、原材料はアメリカ産とカナダ産、ブラジル産の大豆がほとんどです。これは要するに遺伝子組み換え作物だということです。あえて国内製造と表記することで、無知な一般の消費者に何かを錯覚させようとする意図すら感じます。

この油を使うと、ショウガの香りがするとも書かれていますが、これは言うまでもなく香料を使っているためで、ショウガ汁を加えているわけではありません。

メーカー側、販売側に悪意があるのかどうかは筆者にはわかりません。そして、この商品以外にも、私たちの体にダメージを与える食品は数限りなく販売されてもいます。私たちは企業を責めても、何の意味もありませんし、また筆者はそのような意思も持っていません。彼らには彼らなりの正当性があるのだと思います。だから、私たちにできることは、きちんとした知識や情報に基づいて、自分や家族が食べるべきもの、食べていいものを選択する、ということだけです。

多くの国民が好んで食べるから揚げだからこそ、それにまつわる商品を作れば、ある程度の売り上げが見込めます。企業は当然、そこに目をつけて、から揚げというお料理に特化した商品を開発し、販売し、売り上げを上げたいと考えるでしょう。企業活動として普通に行われていることです。それで多大な売り上げを得ることができれば、担当者の給料は上がり、社内での評価も高まることでしょう。しかし、そのために、私たち自身が健康を損ない犠牲になる必要はありません。調理の際に高温となり、結果的に過酸化脂質を生ずることとなり、それを食した人の健康を害した、ということで企業が、またはその責任者が罪に問われることはありえません。加えて、この因果関係を証明することはほとんど不可能です。だから、食べる側が、ある程度の知識と情報を得て、それに基づいた選択をして自分を、そして家族を守る以外に手立てはありません。

日々の食事のことは、「明日からやろう」ではなく、気づいたその瞬間から改善すべきです。食習慣を変えるために必要なのは決意です。

【スナック菓子】

……子どもたち、そして妊娠中、授乳期間のお母さんにトランス脂肪酸は厳禁です

日本のマスメディアが、トランス脂肪酸の問題をほとんど取り上げないため、事の重大さにお気づきでない方が多いのですが、じつはこれ、いろいろな意味でたいへん深刻な問題なのであります。トランス脂肪酸はマーガリンやショートニングに大量に含まれていて、スーパーや食料品店で販売されているサラダ油などにも含まれている物質です。ファストフードにも大量に使われていますし、安さを売りにした飲食店などで揚げものを食べれば、間違いなく摂取してしまうことになります。

トランス脂肪酸は、過剰摂取すると動脈硬化の促進、それに伴う心臓疾患や脳血管障害、アトピー性皮膚炎やアレルギー性鼻炎や気管支喘息などのアレルギー疾患のリスク要因になると以前から指摘されています。また血中の中性脂肪を増やし肥満や高血圧症、そして糖尿病の原因にもなると考えられているのです。

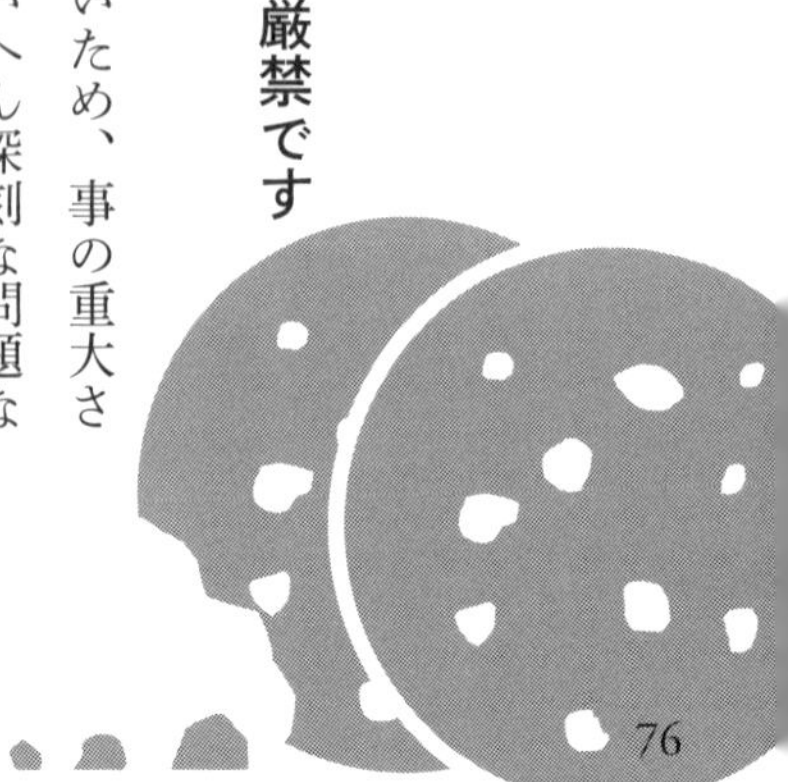

●含有量表示が義務づけられているアメリカ

アメリカでは「プラスチック食品」とか、「狂った脂肪」と呼ばれ含有量表示が義務づけられています。

日本でもこの問題は当然、厚生労働省が管轄すべき問題だと思いますが、なぜか消費者庁が監督官庁になっています。そして「日本人のトランス脂肪酸の1日の平均摂取量は0・9g前後で健康への影響は少ない」という、まったく現実的ではない理由を中し述べて、一切の規制をせず野放し状態にしています。しかし、たとえばファストフード店でポテトフライ（Mサイズ／135g程度）を食べた場合、そこには4・5gものトランス脂肪酸が含まれています。あるいは某有名菓子メーカーが販売している動物をモチーフにした菓子の1箱の重量は約41gで、その中には約2gのトランス脂肪酸が含まれているのですが、日本で発売されている商品にはそれについての表示はありません。同じ商品が香港でも販売されていますが、表示義務が課せられているかの地ではトランス脂肪酸の含有量が表示されているので、含有量がわかるわけです。

WHO（世界保健機関）では、消費者側のさまざまなリスクを回避するために、トランス脂肪酸の平均摂取量は、最大でも1日の総エネルギー摂取量の1％未満とするよう勧告しています。1日の総エネルギー摂取量を1800キロカロリー程度だと仮定すると、その1％は18キロカロリー、脂肪は1g9キロカロリーだと考えられているわけですから、摂取上限は2gとなります。つまり前出の菓子1箱で、WHOが推奨している1日の摂取限度を超えてしまうことになるわけですが、これは果たして、本当に健康への影響は少ない、と言えるレベルなのでしょうか。

コンビニなどで売られている菓子類が含むトランス脂肪酸の量は、どれも大差ないのではないと思われます。ポテトフライを食べた日に、菓子類を食べ、揚げものを食べたら、いったい勧告されている摂取限度の何倍のトランス脂肪酸を摂ることになるのか、ちょっと考えてみただけで、その危険度がわかるはずです。

それから、安価なケーキ類などに使われている植物性のホイップクリームやコンパウンドクリーム、すでに触れたコーヒーフレッシュにも、トランス脂肪酸は大量に含まれています。これで、日本人のトランス脂肪酸の摂取量が健康に影響が少ないレベルだというなら、その認識は今すぐ改めるべきだと思うのですが、皆さんはどう思われるでしょうか。

●メディアは決して取り上げないトランス脂肪酸のリスク

このような事実がわかっていて、日本のマスメディアがこの問題を取り上げないのはなぜか。それは、スポンサーへの配慮というものです。もし、マスメディアが本気でこの問題の解決を迫ったとしたら、もっとも困るのはパンや菓子のメーカー、ファストフード業界でしょう。それらの企業は、それこそしこたまトランス脂肪酸を使って製品をつくっているわけですからね。そして、そこから入る宣伝費はメディアを潤わせています。そのスポンサードが断ち切られたとしたら、それこそ単なる収入減どころか、存亡の危機とさえなるかもしれません。だから、この問題にマスメディアは切り込めないのです。アンタッチャブルということですね。

マスメディアの姿勢がどうあろうと、私たちは自分の健康を守らなければならないわけですから、自主的に摂取しないように努めましょう。それは誰のためでもありません、自分と大切な家族、そして親しい人たちのためです。このことに気づいていない人がいたら、そっと、何気なく、気づかせてあげてください。数週間後、または数か月後、場合によっては数年後に、皆さんはとても感謝されることになるでしょう。

特に特に、私が声を大にして言いたいのは、これから子どもを産む若い女性たちには絶対にトランス脂肪酸を口にしてほしくない、ということとともに、妊娠中のお母さんたち、授乳中のお母さんたちにも絶対にトランス脂肪酸を摂取しないようにご注意申し上げたいのです。授乳中のお母様がトランス脂肪酸を摂取すれば、母乳の中にトランス脂肪酸が分泌されてしまいます。その母乳を飲んだ赤ちゃんの細胞膜の一部がもし、トランス脂肪酸で造られてしまうと非常に厄介です。これは、赤ちゃんだけではなく、大人も、成長期の子どもたちも同様ですが、私たちの細胞膜は脂肪酸でできている、ということを知っていただきたいのです。正確に言うと、脂肪酸が代謝されてつくられる「リン脂質」というものが中心になって、細胞膜が形成されます。その細胞膜は本来、柔軟にできていて、細胞の内側と外側で栄養物質と老廃物の出し入れができるようになっているわけです。必要な栄養分を細胞の内側に取り込むために、細胞膜が弾力を持っているということです。しかし、一部をトランス脂肪酸で形成してしまうと、その弾力が失われます。そうなると、栄養物質が細胞の内側に取り込まれない。栄養物質の代表であるブドウ糖も取り込まれなくなる。すると、その取り込まれなかったブドウ糖は、血液中にダブつくことになります。じつは、それが糖尿病の始まりなのです。

数年前、アメリカのハーバード大学の医科大学院グループがこのメカニズムを突き止めました。その後、アメリカでのトランス脂肪酸の規制につながっていったわけです。日本においても、厚生労働省の職員がそのことを知らないはずはありません。というか、もし知らないとしたら、そっちのほうが大問題です。これは省庁の壁、なんてことを言っていられるような悠長な問題ではありません。日本も厚労省が先頭に立って、規制に踏み切るべきだと考えます。それをしないというのであれば、その理由がどこにあるのか詳《つまび》らかにすべきでしょう。そうでなければ、厚労省もトランス脂肪酸を含んだ食品を製造している企業と癒着しているのではないか、といらぬ疑いさえかけられかねません。

●じつは地球規模の自然破壊にもつながっている

もうひとつ重大なことは、このトランス脂肪酸を大量に含むマーガリンやショートニングを生産するために必要な「パーム油」をつくるために、東南アジアの熱帯雨林が無惨にも伐採されているということです。マレーシアやインドネシアにある熱帯雨林がどんどんパーム油の原材料である「アブラヤシ」のプランテーションに変わっていっています。非常に深刻な自然破壊です。私たち人間も、自然の一部です。熱帯雨林を破壊することは、天に唾するのと同じことです。私は基本的に、いろいろな意見があることを歓迎しますし、物事をどう捉えようと、どのように解釈しようと、自由であると考えていますが、このトランス脂肪酸に関しては、絶対に摂取しないようにすべきだと考えています。

重ねて申しますと、私はメーカー側だけに責任があるとは思っていません。むしろ責任は消費者側にあると思います。メーカーは、消費者の求めに応じて、安い製品を作り出しているだけです。今となっては、急にそれをやめることはできません。メーカーにも企業としての存続の意味と価値があります。だから私たち消費者は、メーカーが少しずつでも方向転換を図ることができるよう、トランス脂肪酸を使用していることがわかったら、その製品を買わないようにするべきなのです。そして徐々に、徐々に、方向を変えていけるよう促すべきなのです。それは、誰かが、いつか、始めることではありません。気づいた人が、今すぐ始めるべきことだと思います。

トランス脂肪酸の規制に関する世界的な動きは、もう止めようもありません。これに気づいたメーカー側からも、積極的に方向転換を図るべきです。トランス脂肪酸を使っての製品づくりに固執するメーカーに将来はありません。また、トランス脂肪酸を食べ続ける消費者にも未来はありません。

【ポテトチップスとフライドポテト】

……老化の原因、AGEを含むと同時に発がん性物質まで

私たちの体は、食べたものの中からブドウ糖を分離し、それを吸収します。ブドウ糖は私たちにとって重要なエネルギー源ですから、常に補給し続けなければなりませんが、一方で、そのブドウ糖が体の中のたんぱく質と結びつかないようにしなければなりません。

要するに、必要以上に血液中のブドウ糖の値を上げないようにするべきなのです。摂取したブドウ糖がインスリンと結びつき、細胞内に取り込まれてエネルギー化されれば問題は起こらないわけですが、血液中にブドウ糖がダブついていると、それらはすぐにたんぱく質と結びつきます。それによってたんぱく質が糖化されて、体の老化を進める原因物質と言われる終末糖化産物（ＡＧＥ）の量が増えてしまい、体の機能が急激に衰えます。

食事をしたあと、ゆるやかに血糖値が上昇し、血液中のブドウ糖が徐々に細胞内に取り込まれてある程度の血糖値を維持し、その後ゆっくりと血糖値が下降するという状態をキープ

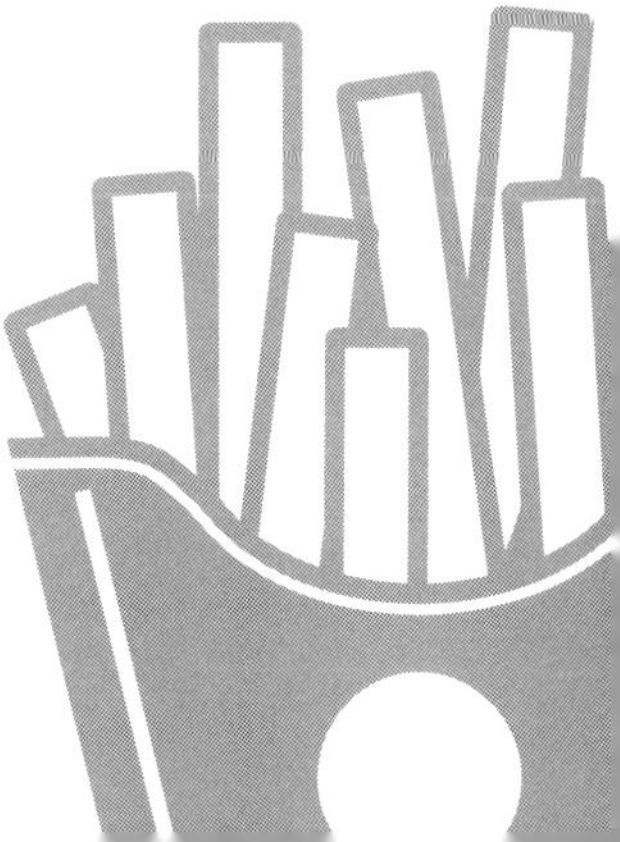

できれば健康を害しません。ＡＧＥの量を増やさないために、ひいては健康を守るために、血糖値を急上昇させるような食事の内容、方法はＮＧなのです。逆にＡＧＥの量を少なくすることができれば、体は若さを保つことができ、健康な状態を維持できるといえます。

では、どんな食品が血糖値を急上昇させ、結果的にＡＧＥを増やすのでしょうか。それは、すでに指摘した「白い悪魔の三兄弟」、つまり白い砂糖、白い小麦粉、白米です。

●高果糖コーンシロップが体内のＡＧＥを増やす

そしてもうひとつ、私たちが注意を払わなければいけないのが、すでに述べた高果糖コーンシロップです。「ブドウ糖果糖液糖」「果糖ブドウ糖液糖」「異性化糖」などとも呼ばれています。これは清涼飲料水や缶コーヒー、アイスクリーム、安価なお菓子などに大量に入っています。果糖はブドウ糖に比べてＡＧＥをつくりやすいと言われています。私たちが、朝食に食べる程度の果物に含まれる果糖の量であればまったく問題ないのですが、高果糖コーンシロップのように工業製品としてつくられた高濃度の果糖を大量に摂ることは、体にとって大きな負担となります。

そのため、肉や魚などのたんぱく質を摂取したあとに、高果糖コーンシロップをたっぷり含んだ菓子類を食べたり、清涼飲料水や缶コーヒー、またはコーヒーや紅茶などにガムシロップを入れて飲むといったことはたいへん危険であるとわかると思います。最近では、高果糖コーンシロップを調味料として使っている料理まであります。

高果糖コーンシロップは1970年代前半、アメリカでトウモロコシが豊作だった年に、大量の在庫を処分するために考え出されたものです。高果糖コーンシロップは長期保存も可能だったため、コーラなどの清涼飲料水をはじめとして、さまざまな食品に使われるようになりました。困ったことに、果糖には依存性が認められています。コーラや缶コーヒーがやめられず、ついつい毎日買ってしまう人がいますが、このような性質に原因があるのです。

さらに困ったことに、果糖はブドウ糖の10倍の速度でAGEをつくると言われています。日常的に高果糖コーンシロップ入りの食品や飲料を摂取している人の体内では、確実にAGEの量も増えていて、その分糖尿病をはじめとする生活習慣病に近づいている可能性が高いのです。

●AGE化した食品、体内でAGEをつくり出す食品

私たちが体を老化させないために、ひいては糖尿病をはじめとする生活習慣病にならない

ようにするために重要なのは、体内でのＡＧＥの量を増やさないようにすることと同時に、すでにＡＧＥ化した食品を食べないようにすることです。

ＡＧＥ化した食品の代表は、何と言っても揚げものです。わけてもポテトチップスやフライドポテトは最悪の食品です。ＡＧＥも大量に含んでいますが、そのほかにもジャガイモに含まれるアミノ酸の一種であるアスパラギン酸が高熱によって変化して、アクリルアミドという強力な発がん性物質をつくってしまうことが大問題です。

アクリルアミドは１２０度以上で加熱したときに生成すると言われていますので、ジャガイモ以外の食材を使う場合でも調理法としては、「揚げる・焼く・炒める」より、「煮る・蒸す・ゆでる」などの調理法のほうがよいでしょう。「揚げる・焼く・炒める」だとどうしても高温になってしまいますが、「煮る・蒸す・ゆでる」であれば調理中に水分が存在しているので、基本的に食材の温度は１２０度以上にはなりません。したがって、アクリルアミドも生成されないからです。

また、長時間高熱にさらされた植物油にはアルデヒドという物質が発生します。アルデヒドは食品のＡＧＥ化を加速し、神経細胞の変性やがんの発生にも関わるとされている物質ですので、可能な限り摂取しないほうが賢明でしょう。ポテトチップスやフライドポテトに限ったことではありませんが、揚げものや、強火での炒めものなどは、頻繁には食べないほうがいいと言えますね。

調理の仕方によっても、ＡＧＥをつくり出さないようにすることは可能です。肉や魚などは、直火で焼くよりもステンレスの多層構造鍋などで調理したほうがＡＧＥはつくられません。また、スチーマーなどで蒸す調理法でもＡＧＥはつくられません。これらの調理器具は筆者の個人サイトでも取り扱っていますのでご参照ください（http://kiyo-san.jp/）。

食べ方によっても体内でつくられるＡＧＥの量が変わります。食品の精製度が低いものであっても、空腹の状態でいきなり炭水化物を一気に食べてしまうと、血糖値が速く上がります。生の野菜（サラダのような料理）、豆料理（砂糖を使っていないことが条件）などを先に食べるとよいでしょう。それらの食品に含まれる食物繊維の働きで、血糖値の急上昇が防げるからです。

【レトルト食品】

……栄養素の失われたレトルト食品は あくまで非常用と考えて

数年前のことですが、某有名「ラーメンチェーン」の静岡県内にある店で、食品事故が起こってしまいました。提供されたラーメンに、人の親指の一部とみられる異物が混入していたというのです。ことの発端は、パート従業員が調理中にスライサーでチャーシューをスライスした際に、誤って右手の親指を切ったことで、それが調理過程でラーメンに混入したということらしいのです。

その数か月前には、これまた有名「ティールーム」で、ドーナツなどを揚げる際の揚げ油に、従業員が誤って洗剤を入れてしまったという事故がありました。揚げ油をつぎ足す時に、間違って洗剤をつぎ足してしまったらしいのです。容器が似ているということなんですが、それにしても杜撰《ずさん》な感じがしますよね。店側はすぐに気づき、販売を中止して、回収を呼び掛けたのですが、購入者はすでに食べてしまっており、「口の中がピリピリする」などとい

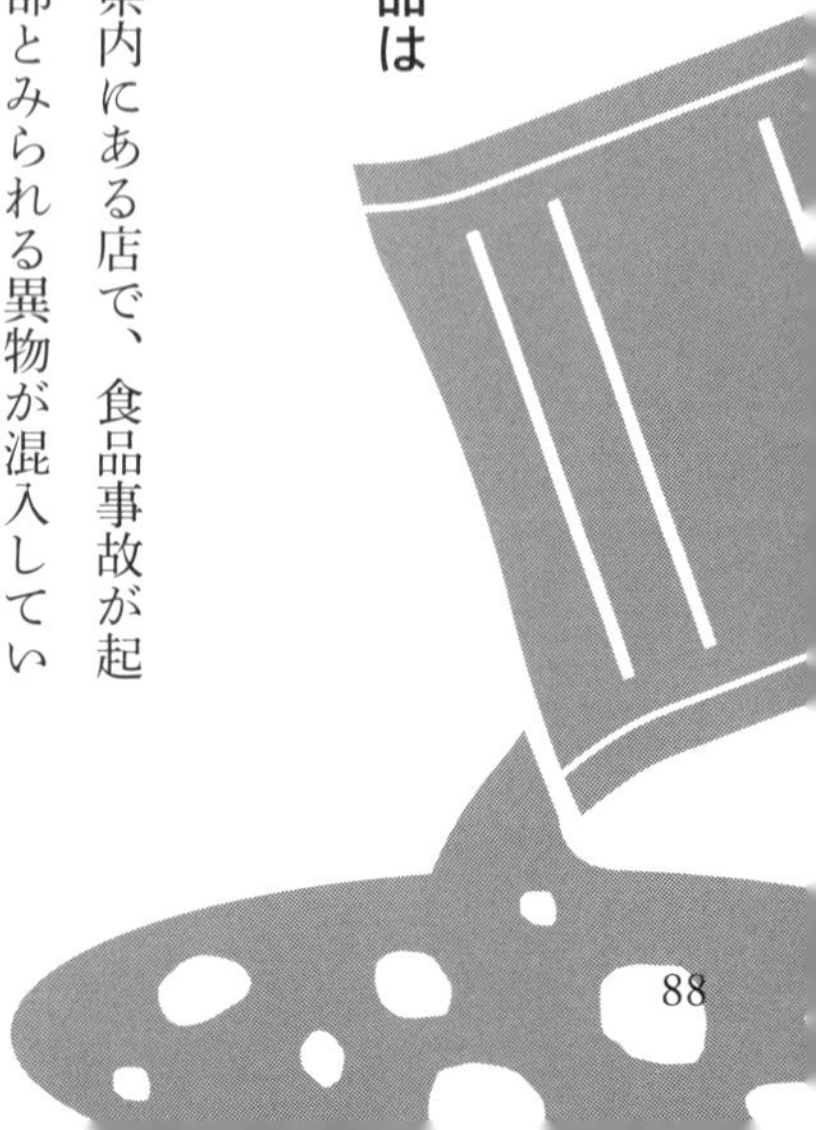

う問い合わせが相次いだとのこと。気づかずに食べてしまった人もいたのかもしれません。食品を扱う企業、小売店、飲食店にとって食品事故は、致命的なダメージとなります。

だからこそ、企業は絶対に食品事故が起こらないように、さまざまな手立てをしています。食品の安全性を確保するためには、付着している細菌を殺さなければなりません。食品添加物を使って、ということもあるのですが、製造工程でそれを成し遂げられるのがレトルト食品です。

●日本の第一号はボンカレー

レトルト食品というのは「気密性及び遮光性を有する容器で密封し、加圧加熱殺菌した食品」と定義されています。ですから、缶詰も一種のレトルト食品と考えられます。食品業界では一般に、いわゆる「加圧加熱殺菌全般」のことを指します。カレー、シチュー、パスタソース、ハンバーグ、ミートボール、スープ、麻婆豆腐、牛丼、中華丼、お粥《かゆ》、米飯類（レトルト米飯）などのレトルト食品が多いのですが、最近は、ごはんの上からかけるだけで、お茶漬けのような、丼のようなものができるレトルト食品も開発されていて、なるべく料理をしたくない、またはそもそも料理をしない人にとっては、便利なものとして人気を博しているようです。

レトルト（Retort）というのは、もともと蒸留釜という化学用語だったのですが、現在は一般的に、加圧下で１００℃を超えて湿熱殺菌することを意味します。レトルト殺菌に使用される袋をレトルトパウチと呼び、殺菌された食品をレトルト食品と呼ぶのですが、缶詰の殺菌方法としてはずいぶん以前から利用されていたものでもあります。日本での本格的なレトルト食品第一号は、１９６８年に世に出て、一世を風靡《ふうび》したボンカレーです。今でも、レトルト食品でもっとも種類が多いのはカレーで、それは独特のレトルト臭といわれるものが、カレーの香りでわからなくなるからだ、と言われてもいます。

現在のレトルトの殺菌温度は１２０℃で、30～60分というのが最も一般的な方法です。１０５℃～１１５℃のセミレトルト、１３０℃以上のハイレトルトなどもありますが、あまり使われることはないようです。食品の表面や内部には必ずカビ、酵母、細菌などの微生物が付着、あるいは混入していて、水分が多い場合にはそれらが培養されて、腐敗、変敗（色や味が変わってしまい、食べられなくなること）を引き起こすことになります。このため、食品の保存方法として乾燥、塩蔵、低温貯蔵などが昔から行われてきたわけですが、フイルム包装による微生物完全遮断が容易にできるようになって、包装後の加熱殺菌が有効な保存方法として広く利用されるようになっていったのです。

レトルト殺菌した食品は無菌状態になるので、常温流通が可能となることも流通業者にとっては間違いなく便利なことです。業者だけではなく、消費者にとっても、常温で放置しても大丈夫、というのは確かに便利なことではあります。

食中毒で怖いのは、大腸菌O－157ですが、これは中心温度（芯温）が75度、1分以上の加熱で死滅しますし、その他の多くの病原菌、食中毒菌も耐熱性は低いといわれています。しかし、ボツリヌス菌という食中毒菌には高い耐熱性があり、いったん食中毒になると致死率が高く治療も困難であることから、ボツリヌス菌による食中毒を防止することが基本的に必要とされます。このボツリヌス菌は120度で4分間加熱することで死滅することがわかっており、一般的なレトルト食品では中心温度120度、4分の加熱が最低条件です。

レトルト食品は、アメリカ陸軍補給部隊研究開発局が缶詰の代替軍用携帯食として開発したのが始まりです。缶詰が重いことや、空缶処理の問題を改善するのが狙いでした。その後、アポロ計画で宇宙食に採用されたことがきっかけで、多くの食品メーカーがレトルトに注目することになります。

アメリカでは一般家庭に冷凍冷蔵庫が普及していたため、冷凍食品は普及しましたが、食品がレトルトである必要はなかったため、まったく普及しませんでした。日本では、冷凍冷蔵庫の普及が遅れていたため、常温で流通、保存できる缶詰に代わる新しい加工食品として、レトルト食品に期待がかかったとも考えられます。日本では、その保存性よりもむしろ、簡便性を前面に打ち出して、言ってみればインスタント食品の一種のような扱いで普及していったのです。

●長時間加熱で素材の栄養素は失われている

レトルト食品は、安全性を確保するために長時間の加熱をします。そのため、栄養素が失われてしまうので、その意味では優れた食品とは言い難いのです。また、コストを落とすため、劣悪な素材を使用していたり、味を調えるためにさまざまな添加物を使用していたりと、気になる部分はたくさんあります。レトルトは、日常的な食事というよりは、非常食として保存しておく、と考えるほうがいいのではないでしょうか。

レトルト食品で一食を賄ってしまうのは、栄養的にはまったく不満足なものですが、満腹にはなると思います。また、増粘剤や乳化剤、着色料、香料などの食品添加物が大量に使われていることが多いため、その点にも注意が必要です。

たんぱく加水分解物、酵母エキスなどのアミノ酸類も多く使われています。これは、味を調えるためという理由ですが、それだけ劣悪な食材が原材料として使われているので、アミノ酸類を添加しないと味が調わないということも言えます。レトルト食品などの、安さを売りにしているものに使われる食品添加物は、中国をはじめとする外国産がほとんどです。

中国産ということでは、レトルト食品には、ビーフエキス、ポークエキス、チキンエキスなどのエキス類もほとんどが中国産。よくこのエキス類が使われているわりですが、その安全性には疑問を持たざるを得ません。中国産の食品添加物やエキス類は、その純度も気になるところですが、製造過程でつくられ混ざってしまう不純物も気になります。

レトルト食品の中でも、ひき肉を使っている商品はおすすめできません。ハンバーグ、肉団子などにはどんな肉が使われているかわかりませんし、通常は使えない部位（横隔膜や内臓など）も使われている可能性があります。

よく、子ども向けの商品で、キャラクターを使ったパッケージで子どもの気を引くものがありますが、そこには当然パテント料も発生するわけです。そんなところにお金を使わず、原材料にきちんとお金を使ってほしいものだと思うのは筆者だけでしょうか。この手の商品は、劣悪な素材を甘い味付けと、アミノ酸（たんぱく加水分解物・酵母エキス）を大量に使ってごまかしているだけです。消費者の責任としては、子どもにそのようなものを食べさせないようにしなければなりません。子どもの味覚が正しく養われません。買わないようにすればそれですむことですから、心がけていただきたいと思います。メーカー側も、誠意と誇りを持って製品をつくってもらいたいと思います。

ちなみに、たんぱく加水分解物や酵母エキスは、食品添加物ではなく原材料・食材とみなされているため、使用に関しての規制がありません。無尽蔵に使っているメーカーもありますので、これらを使っている商品は選択すべきではないでしょう。特定のアミノ酸を使用している場合は、調味料（アミノ酸等）と表示され、こちらは食品添加物に指定されています。加熱によって細菌類は殺すことができ、その面では安全性が確保できますが、食品添加物などによる別の危険性は増してしまうということです。

最近は、青椒肉絲や、麻婆豆腐などを家庭でつくる時に、レトルト食品を使っていても、手づくりと言う人もいます。別に、自分がつくった料理をどう呼ぼうが勝手だ、と言われてしまえばそれまでのことですが、それではあまりに味気ないし、料理をつくるという楽しみも失われていってしまうように思います。やはりレトルト食品は、災害時などの非常食用として備えておく、くらいがいいのかもしれませんね。

【ペットボトルのお茶と高濃度カテキン茶】

……葉を洗うことのないお茶は、付着している農薬に危険性が

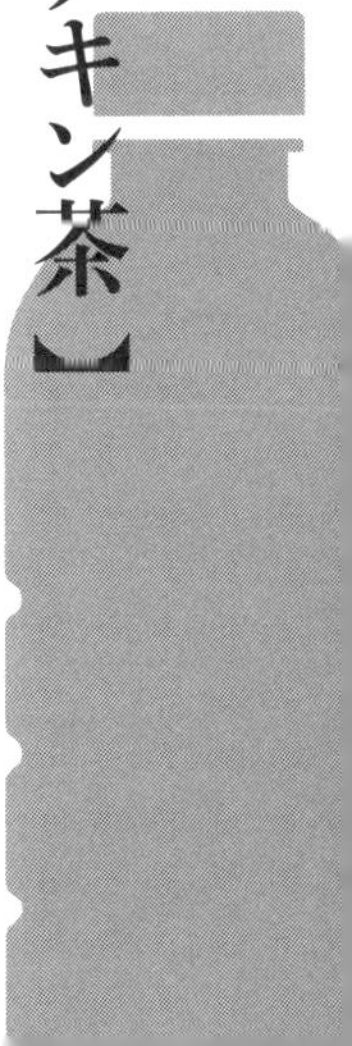

「岐阜県に住んでいます」と言うと、よく「岐阜ですか、暑くてたいへんでしょう」と心配してくださる方がいるのですが、岐阜県はけっこう広いんです。気温が高くて有名なのは多治見市ですが、筆者が住んでいる大垣市は60km近く離れており、多治見ほど暑くはありません。ただ、大垣の冬は寒いです。滋賀県との県境に位置する伊吹山から吹き降ろす風を「伊吹おろし」と呼びますが、これがとてつもなく冷たい風で、大垣に移り住んだ時はその寒さが身に沁みました。今でも、伊吹おろしの冷たさには慣れません。しかし、「住めば都」とはよく言ったもので、移り住んでから7年が過ぎ、「すっかり岐阜県人・大垣市民になっとる」という具合に、ときどき大垣弁も出たりします。

その大垣市から揖斐川沿いに北へ20kmほど行ったところに、春日という地域があります。昔は春日村と言ったようです。ここは「日本のマチュピチュ」と呼ばれており、航空写真で

見たりすると、確かにマチュピチュのようでもあります。そして、その景観の中心にあるのは茶畑です。

急峻な土地には、不揃いな茶畑が、麓からそれほど高くはない山の頂までびっしりと並んでいます。その茶畑をよく見ると、ほかの地域にある茶畑と少し様相が違います。私たちが知っている茶畑は、整然と茶の木が並び、一本一本の木が少しこんもりしたような感じですが、春日の茶畑は不揃いで雑然としています。しかし、はっきり勢いがあることがわかります。言ってみれば野生に近い印象です。

それもそのはず、通常のお茶は栽培用に中国から持ち込まれた「やぶきた種」という種類ですが、春日のお茶はもともとこの土地にあった「在来種」なのです。やぶきた種の根は50㎝ほど地中に張るのに対して、春日のお茶の根は約５ｍも根を張っています。それだけ土中のミネラル分を吸収しているのですが、そのためか、お茶の葉の勢いが歴然と違います。

当然のことながら味も違います。じつに奥深い、滋味深い味です。洗練された味ではありませんが、明らかにお茶に力があります。よく味わうと、すごくおいしいお茶です。なんと、この春日の茶畑は７７０年前からずっと続いてきているそうです。その間、一度も農薬を撒いたこともなければ、化学肥料を入れたこともありません。その茶畑を、春日の人たちは守ってきたのです。だから、栽培してはいるけれど、かなり野生に近いのです。

●農薬混じりのお茶が蔓延

もともと、一種の薬として重宝されたお茶ですが、最近はお茶をつくる過程で、アミノ酸を添加している商品もあります。そのようなお茶は、薬効など期待できません。そんなお茶を飲む人が多くなっているので、つくる側もそれが当たり前になってしまったのかもしれません。

大航海時代に、お茶の葉を求めてインドを目指した船乗りたちが、難破してどこかの島に命からがらたどりつき、食料にも事欠く中で、海水に濡れて発酵したお茶を飲んでみたところ、これがすこぶるおいしいということに気づきます。これが紅茶の始まりです。それを持ち帰ってから、ヨーロッパの貴族の間で、紅茶を飲む習慣が根づいていくのです。どんなことがきっかけで食文化が生まれるか、わからないものです。

日本でのお茶の文化については、皆さんもよくご存じのことと思いますが、庶民の間では昔から日常的にお茶を飲む習慣があり、どこの家の玄関先にもお茶の木が植わっていたものでした。今でも、古くから続く家にはお茶の木が植えてあるのを見ることがあります。

何もかもが便利になった現代では、お茶はペットボトルに入っているものと思っている若者も多いのではないでしょうか。大人になっても、おいしいお茶の淹れ方がわからない、という人も増えていると聞きます。

ペットボトルのお茶について「こっちがおいしい」「あっちはまずい」と言っているのを聞いたりすると、筆者は「どっちもうまくないよ」と言いたくなってしまいます。おいしい、まずい以前の問題として、多くのペットボトルのお茶には、農薬や化学肥料や食品添加物が混入していますし、高濃度にカテキンを加えているものさえあります。カテキンは肝臓に障害をもたらすという見方もあり、ヨーロッパではこれを販売禁止にしている国もあるくらいです。日本では、「特定保健用食品（トクホ）」に認定されているので、むしろ国が飲むことをすすめている印象さえあります。

お茶は、製茶の段階で茶葉を洗うことはしないので、付着している農薬はそのままお茶になってしまいます。そのため、そもそもお茶を栽培するのなら、無農薬であるほうがいいわけですが、そんなお茶は極めてわずかです。

使われている農薬はネオニコチノイド系（ネオニコ）と言われるものが増えてきていますが、これは、ヨーロッパでは使用禁止の国がほとんどです。ネオニコがミツバチの大量死に関係しているという理由からですが、逆に日本ではネオニコの規制がどんどんゆるくなり、さらには国がネオニコの使用を奨励しています。また、ネオニコは水溶性のため、河川や海にまで流れ込み、汚染して生態系に悪影響を及ぼすことも懸念されています。人体にも悪影響があることがわかっていますが、ネオニコは日本で栽培されている茶葉からも検出されています。ちなみに、同時に調査されたスリランカ産の茶葉からは検出されていません。

ヨーロッパでは、このような農薬が検出される日本の茶葉を輸入禁止にしている国もあります。それを日本人は平気で飲んでいるのが実態です。

そもそも、私たちは、何のためにお茶を飲むという習慣を持ったのでしょうか。さまざまな理由があるとは思いますが、総じて言えることは、その習慣が健康に良い影響を与えるからだと思います。それにもかかわらず、飲んだら健康を害するようなものを、あえてお金を払って買って飲む必要があるのでしょうか。

お茶を飲むことに意味があることを知り、習慣として続けるのであれば、良いお茶、つまり農薬を使わずに育てられたお茶を、自分で淹れて飲むのがいいと思います。

春日のお茶が、いつまでも安全で、おいしく飲めることを、一岐阜県民として願うばかりです。

●高濃度茶カテキンは危険

ペットボトル入りの緑茶に、ビタミンCやアミノ酸、高濃度茶カテキンなどを加えたものが多く出回っており、それなりに売れているようですから、消費者はその危険性を何も知らないということなのでしょう。高濃度茶カテキンには後述するように問題が多く、話題になったこともありましたが、あまり消費者にはその危険性が伝わっていないようです。カテキンは体脂肪を減らすなどと喧伝されていますが、その根拠は、血糖値の上昇や心拍数の増加などを起こすアドレナリンを分解する酵素の働きを、カテキンが阻害するところにあります。したがってカテキンを摂取するとアドレナリンが増えて交感神経の作用が強まり、結果的に脂肪燃焼が活発になるという理屈です。

しかし、もしこれが本当に体の中で起きているとしたら、たいへんなことです。なぜならば、脂肪燃焼が活発になるレベルまでアドレナリンの量が増えるのであれば、交感神経の作用は非常に強くなっており、そうであれば心拍数の増加や血圧の上昇、不眠、下痢などさまざまな症状が表れるはずです。裏を返せば、そのような作用が起きないということは、脂肪燃焼も活発化していません。しかも、高濃度茶カテキンには、発がん性も指摘されていますので、うかつに多量に摂ることは避けたほうが賢明でしょう。

2007年には、カナダでサプリメントに使われていた高濃度茶カテキンによって肝障害が起きたことが報告されており、そのためにカナダではその製品が販売停止になっています。また、アメリカでは高濃度茶カテキンを含む製品は、注意書きつきで販売されています。2009年にはイタリアで、高濃度茶カテキンが原因と考えられる肝機能障害の研究が行われ、その因果関係は、ほぼ確実と判断されてもいます。日本でも、動物実験ではありますが、通常の高濃度茶カテキン入り飲料1本で、人間に換算した場合の摂取許容量を超えるということが判明しています。

●利権渦巻くトクホ

そもそも、健康効果も疑わしい高濃度茶カテキン入りのお茶を、国が特定保健用食品（トクホ）として認めて販売され続けていることに納得がいきません。しかも、それら商品に高濃度茶カテキンによる肝機能障害の恐れや、注意を促す事項などが記されていないことは、はなはだ疑問です。

厚生労働省や、トクホを管轄する消費者庁、トクホの普及窓口である日本健康・栄養食品協会の見解を聞きたいものです。ちなみに日本健康・栄養食品協会という団体は、公益財団法人で現在700社以上の食品メーカーなどが加入しており、その団体の常務理事には元厚労省の官僚が就いています。これがどういう意味を持つのかは、読者の皆さまの判断にお任せいたしますが、2009（平成21）年に消費者庁が発足したことを契機として、トクホの管轄は厚労省から消費者庁に移りました。しかし、いまだに厚労省の力が及んでいることが見て取れます。

「トクホに認定されているから、なんらかの健康効果があるはず」などと考えるのは、よほどのお人好しです。いずれにしても、高濃度茶カテキン入りのお茶や、不要な食品添加物が入ったお茶をわざわざ高いお金を払って買うよりも、空のペットボトルに水道水を入れ、良質な塩を溶かして飲んだほうがはるかにましといえます。水道水にもさまざまな問題はありますが、お金を出してまで毒を飲むという愚かな行為と比べたら、ずっとましでしょう。

【「プリン体ゼロ・糖質ゼロ」発泡酒】

……発泡酒にはあらゆる食品添加物が使用可能なのです

暑い日には、いやそうでない日でも、ひと仕事終えてからのビールは格別なものです。しかし、健康診断で尿酸値や血糖値が高いと指摘され、ビールを控えている人も多いかもしれません。

そのような人の味方として現れた「プリン体ゼロ・糖質ゼロ」の発泡酒が昨今、売れ行きを伸ばしています。しかし、じつはこういった機能性飲料には注意が必要です。

そもそもプリン体や糖質は「うまみ成分」と言われるものです。ビールには原材料の使用基準が厳密に定められていますが、発泡酒などにはその規制がなく、あらゆる食品添加物が使用できるのです。したがって味を調えるために香料、酸味料、苦味料などとともにカラメル色素や甘味料まで使われています。カラメル色素はコーラなどにも使われている着色料ですが、発がん性物質が含まれていると言われ、問題になっているものもある食品添加物です。

さらに甘味料にはアセスルファムKが使われています。前述しましたが、これは完全な化学合成物質で、体内で分解もされず代謝もされません。そのため体中をぐるぐる廻り、最後は肝臓や腎臓に蓄積されて免疫力の低下を招きます。

また、プリン体ゼロ・糖質ゼロというある種の安心感がもたらすのか、このような機能性飲料を好む人たちは、飲みすぎ食べすぎの傾向があるようです。しかも、肉や魚などのプリン体をたっぷり含んだ動物性たんぱく質を一緒に食べていたりすると、ダブルパンチ、トリプルパンチともなりかねません。また、一部の発泡酒には加工デンプンが使われているのですが、これも発がん性物質を含む可能性があると言われています。

●イースト症候群のリスク

ほかにも酵母エキスが使われているものもあり、これは食品添加物に指定されていないため無制限に使われているのです。酵母エキスは、遺伝子組み換え技術によってつくられた酵母を原材料にします。それにサトウキビ粕とアンモニア化合物をエサとして与え、酵母の体内にアミノ酸などを合成させるのです。そこにビールの製造過程で出る廃液の酵母を薬品で殺したものを加え、酵素や酸などで加水分解したものです。

そして、ここにも重大な問題があります。この製造工程で出る不純物が、イースト症候群（イーストコネクション、または慢性カンジダ過敏症）というアレルギー症状を起こす原因物質になってしまうのです。イースト症候群になると、腸内細菌叢《そう》の乱れによるビタミンB群の減少で皮膚や粘膜が荒れたり、かゆみが出たりします。また、慢性の下痢が続き、イライラし怒りっぽくなったり、記憶力や集中力の低下などを招き、疲れやすく、慢性的なだるさが続くとも言われています。

このような食品添加物や、それに類する物質を加えなければ味が調わないものを飲む必要があるかどうかは、それぞれのご判断にお任せしますが、結局のところお酒は適量、そして合わせていただく料理は、肉や魚などの動物性たんぱく質に偏らないようにすることが、健康的に楽しくお酒を飲むコツということになるのです。

【輸入レモン】

……危険なポストハーベスト、皮は決して食べないで

おかげさまで、全国各地での講演・セミナーも増え、訪問するたびに思うのですが、街々にはいい居酒屋がありますね。はじめて訪れた街で、いい店を即座に見つけ出すという特技を持つ筆者でありますが、時々はずすこともあります。

そんな折、周りのお客を見回しますと、同年代と思しきオッサンたちが、クダを巻きながら呑んでいる姿を目にすることもあります。クダを巻きたくなる気持ちもわからないではないのですが、お気をつけいただきたいのは、その時に呑んでいるのがレモンサワーだったりした時です。しかも、オッサンたちは、入っている薄切りのレモンを、よせばいいのに割り箸などをつっこんでつっついたりしています。レモンが含んでいるビタミンCを、搾り出そうというちょっとけち臭い感じが漂っております。

そのレモンが国産のオーガニックのものであれば問題ないのですが、残念ながら多くの場

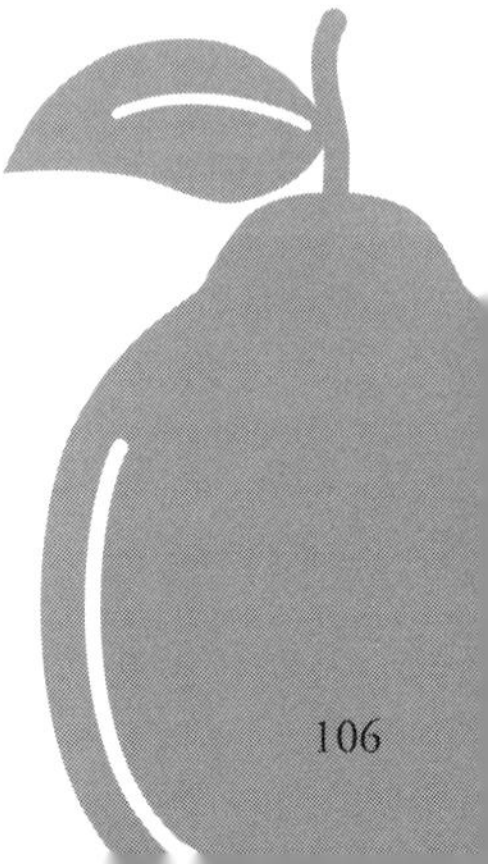

合、そのレモンはアメリカ産です。ということは、そのレモンにはポストハーベスト（収穫後に果物や穀物、野菜などに散布する農薬のこと）として有害な化学物質が使われているということなのです。ポストハーベスト農薬は日本では禁止されており、本来なら当然輸入禁止となるはずですが、アメリカの強い圧力に屈した厚生労働省がこれらの農薬をなんと「食品添加物」として無理やり認めた結果、レモンやオレンジなど輸入かんきつ類の表皮に農薬が、いやいや、もとい、食品添加物がそのまま残留しているという、由々しき事態が続いています。

ＴＢＺ（チアベンダゾール）、イマザリル（エニルコナゾール）、ＯＰＰ（オルトフェニルフェノール）、ビフェニル（悪名高きポリ塩化ビフェニルの親戚）などが防黴剤（ぼうかびざい、または、ぼうばいざいと読む。カビの発生または増殖を防ぐための薬剤のこと）として使われており、ほかにもフルジオキソニル、アゾキシストロビンなど、舌を噛みそうな名前の薬剤も使われています。これらの多くは複合的に、つまり何種類かを合わせて使うのですが、単体でも強い毒性があるのに混ぜて使っちゃったらもっと危ないでしょう、と誰もが不安に思うはずです。

●なぜ超危険な農薬が食品添加物に？

　ではなぜ、こんな危ない農薬、薬剤、化学物質が、それも食品添加物という括《くく》りで使われるようになったのかというと、それは政治的判断なのです。ことは、1970年代にまで遡ります。当時、日本は自動車や家電製品をアメリカに輸出しようと躍起になっていたのですが、貿易の不均衡を解消するために、アメリカ側は果物等を日本が輸入することを引き換え条件にしてきました。毒性が強いことで知られていたOPPは、そもそも農薬だったわけですが、かんきつ類などの安全な輸送には欠かすことのできない薬剤としても使われていました。日本の厚生省はOPPの使用を認めない方針だったのですが、それを貫くと、アメリカ側が自動車や家電製品の輸入を制限する制裁措置を取る可能性があったため、日本政府は恐れをなして、というか自動車や家電製品の輸出のほうを重要と考え、とうとう1977年4月にOPPの使用を認めてしまったのです。そして翌年8月にはTBZの使用も認め、あとは雪崩を打ったように次々と、毒性の高い薬剤を食品添加物として認めるという愚挙を犯してしまったのです。筆者はよく、食というのは極めて政治的な問題である、と申しておりますが、この一件にもそのことがよく表れています。

かつて、内部告発サイト「ウィキリークス」が公表したところによると、アメリカ国家安全保障局（ＮＳＡ）が日本政府の中枢、約35か所を標的にして盗聴を行っていたとのこと。同盟国などと言いながら、アメリカが日本に対してどのような思惑を持っているかが窺い知れる一件ですが、その報告書の中ではアメリカ以外にイギリス、カナダ、オーストラリア、ニュージーランド（「ファイブ・アイズ」と呼ばれている）にも情報が提供されていたとされています。そしてこの5か国は、互いに諜報活動を行わないという取り決めを結んでもいます。純粋に消費者目線で考えてですが、このような国からの輸入食品をなんの疑いも持たずに食べろと言われても、それは無理、という思いがあります。

皆さんは、どう思われるでしょうか。

それはともかく、居酒屋でレモンサワーを呑む時には「レモンなしでお願い」と言ってオーダーしましょう。まあ、それをレモンサワーと呼んでいいのかどうかは別問題ですけどね。カフェに入って紅茶をいただく時にも「レモンもミルクもいらない。ストレートでお願い」と言うことにしましょう。

アメリカから来るレモンなんかなくても、私たちの食生活のレベルが落ちるわけではありません。ビタミンCを摂取する方法はほかにもいくらでもあります。たまに国産のオーガニックのレモンが手に入った時には、ありがたく感謝しつついただくということにしませんか。何を食べるかという選択は、私たちにとっての日々の投票行為でもあります。自分の意思を明確にして、自分や家族が食べるものを選ぶ基準を持つようにしましょう。

【エナジードリンク】

……過剰にカフェインを
必要とする背景は栄養不足

最近は、カフェインを大量に含んだ「エナジードリンク」と名付けられた飲みものが流行し、売れ行きを伸ばしているといいます。また、栄養ドリンクと呼ばれるものにも、市販の風邪薬にも、思わぬほどの量のカフェインが入っています。妊婦がカフェインを摂取すると流産のリスクが高まると言いますし、胎児の発育が阻害されることもあるようなので、飲んだとしても少量に、できればカフェインを摂取しないほうがいいかもしれません。

●エナジードリンクで死亡例も

妊婦でなくともエナジードリンクを一気に大量に飲むと、心臓に異常をきたし、不整脈を起こし、最悪のケースは死に至ることもあるので、本当に気をつけてほしいところです。アメリカでは16歳の男子が、日本でも20代の男性が、エナジードリンクの多量摂取が原因で死

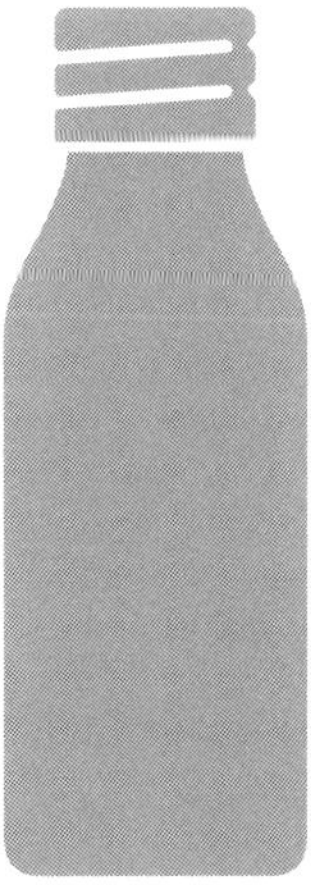

亡したことが伝えられています。

また、常時カフェインを摂取していると、体にはカフェイン耐性が起きます。カフェインに対して反応しにくくなるのです。そのため、もっとカフェインを欲するようになる。これが依存症の始まりですが、まるで麻薬といっしょです。そして、カフェインを断つと頭痛がしたり、極度の眠気に襲われたり、精神的に不安定になったり、集中力が低下したりと、さまざまな症状が出ることがあるようです。

筆者は人のことを言えた義理ではありません。かつてはコーヒーが大好きで、1日に4、5杯は飲んでいました。今でも飲めることは飲めるのですが、その後、ひどい目に遭うのです。夜中に胃のあたりが痛み、その痛みで目が覚めてしまうようになってしまい、飲むのを我慢している日々です。

まあ、コーヒー何杯分ものカフェインを一時に摂ることが、体に良いはずはありません。言い訳がましく申し上げておきますが、無類のコーヒー好きだった筆者は、確かに1日に何杯ものコーヒーを飲んでいましたが、一時に飲んだわけではありません。時間をおいて、数時間に1杯というペースで飲んでいました。さらに言い訳いたしますが、別段、カフェインを欲してコーヒーを飲みたいと思うわけではないのです。あの馥郁《ふくいく》たる香りと、口に含んだ時の得も言われぬ苦みと、酸味と、微かな甘みのハーモニーを感じたいだけなのです。

カフェインを摂取した時に、頭や気分がスキッとします。しかし、それはあくまでも適量を飲んだ場合であって、エナジードリンクを何本もまとめて飲むのは決して適量とはいえません。エナジードリンクを飲んで体調を悪くした人の例は枚挙にいとまがないほどですが、問題はそれがわかっていながら、なぜ飲む人があとを絶たないのかということです。

私たちの体は自然の一部です。だから、体に起こる現象にはきちんとした理由があるのです。その理由を無視して、起こっている現象だけを、その場その時の事情だけしか考慮せずに無理やり抑えつけようとするのは、大きな間違いだということに気づいていただきたいものです。

●眠気は栄養不足が原因?

多くの方がエナジードリンクを飲むのは、眠気を抑えるためのようですが、その眠気の背後には、単なる寝不足以外に根本的な栄養素の不足や欠落があるのかもしれません。また、糖の摂取の仕方が悪く、低血糖状態に陥っているかもしれません。少なくとも、頻繁にファストフードや、コンビニの食品を食べている人は、自分の体に重要な栄養素が不足、または欠落していることを疑ってみたほうがいいでしょう。エナジードリンクを飲む前に、そのことを考えるべきです。

もし、栄養素の不足、または欠落があるのであれば、いくらエナジードリンクを飲んで眠気を吹き飛ばしたとしても、それはあくまで一時的なもので、またすぐに眠気に襲われることでしょう。その時にまたエナジードリンクを飲み、それを繰り返すことになってしまったら、もう健康を保つことはできなくなります。

エナジードリンクを一気に何本も飲んだり、毎日飲んだりすることがそもそも異常なことだということくらい、多くの人はわかっていると思います。その、わかっている人たちには、ぜひもう一歩先まで考えてほしいのです。自分のこれまでの食生活を振り返ってみれば、そこから見えてくるものが必ずあるはずです。

食事は、私たちが生きていく上で、もっとも重要視されるべきファクターであり、基盤のひとつです。そのことを考えずにほかの方法を取ることが、いかに愚かであるかに早く気づいてほしいと思います。エナジードリンクを製造販売している企業は、売り上げを伸ばすために、ネガティブな情報は流しません。消費者が自分で気づく以外に方法がないのです。

【チリ産鮭、ノルウェー産鮭】

……養殖に使われる抗生物質や化学物質、さらには色素でつくられる鮮やかな色

食べるものに季節感がなくなった、ということがよく言われますが、そういえば昔は、冬になると「鮭」が出回りました。筆者の父も母も北海道生まれだったせいか、家庭の食卓にはよく鮭がのぼりました。塩焼きが多かったのですが、アラの部分が入ると「三平汁」をつくっていただいたものです。三平汁というのは北海道の郷土料理のひとつで、鮭のアタマと骨をやわらかくなるまでよく煮て、そこに大根、人参、ジャガイモ、タマネギ、長ネギなどを加えてさらに煮る。そして酒粕と塩で調味していただくという、とてもおいしく、体が温まる料理です。ところが筆者は後年、ほんものの三平汁というのは、鮭ではなく鰊《にしん》を使った料理だ、ということを知ることとなります。そのほんものの三平汁を、札幌の寿司屋でいただいたのですが、これが筆舌に尽くしがたいおいしさで、父と母に食べさせてあげたかった、と思いました。その寿司屋の大将の話によれば、鮭を使った三平汁は邪道ということで、ど

こでどのようにして曲げられて伝えられたのかさえ、今となってはわからないと言っておりました。

●天然の鮭は栄養満点

今では鮭は、一年中スーパーの売り場に並んでいるので、日本においては鮭に旬があり、それが秋であることもご存じない方が多いかもしれません。北海道では鮭のことを「秋あじ」と呼ぶことがありますが、これは秋に回遊してきた鮭が、故郷の川に戻り、それを獲ったものが市場に出回るところから名付けられたのでしょう。それに対して量は少ないのですが、初夏に獲れる鮭のことは「時しらず」と呼んで珍重していました。じつは、味のことだけならば、この時しらずのほうが断然おいしいとも言われています。栄養価も豊富で、鮭が含んでいる貴重な成分である「オメガ3脂肪酸」系列のＤＨＡ（ドコサヘキサエン酸）やＥＰＡ（エイコサペンタエン酸）も時しらずのほうが多いと言われています。

回遊魚である鮭には、どうしても寄生虫のアニサキスがついてしまうので、昔は鮭を生で食べることはありませんでした。例外的に「氷頭《ひず》なます」にして食べることがありますが、これは氷頭、つまり氷のように透きとおっている鮭の鼻先の軟骨の部分を塩でしめてから、さらに酢洗いし、またさらに酢に漬けてしばらく置いてからいただく、という方法で寄生虫を殺していたのですね。しかも、鮭の頭の部分は、魚肉ほど寄生虫はつかないので食の安全は確保されていたということでしょう。氷頭の部分にはコンドロイチン硫酸という「ムコ多糖類」と呼ばれる重要な栄養素の一種が多く含まれ、これが各関節の潤滑液になります。また余分な脂質やグルコース（ブドウ糖）の吸収を抑制する働きもします。そう言えば、父も母もこの「氷頭なます」は大好物で、新鮮な鮭のアラが入ると、この料理と邪道三平汁をよくつくっていました。

アニサキスなどの寄生虫は、基本的には養殖の鮭にはつかないということですから、天然ものでなければその心配は無用なのかもしれませんし、厚生労働省の指導によるとマイナス20度で24時間以上冷凍したもの、または、酸やアルコールを加えて保存すると寄生虫は死滅するということで、そのような処理をした養殖物はそのまま生食できる、ということになっています。以前は寿司屋で鮭のにぎりが出る、などということは絶対になかったわけですが、今それが食べられるというのは冷凍技術の発達のおかげなのかもしれませんね。とは言っても、生食ができるのは天然ものではなく、確実に養殖ものなので注意をしなければいけない点は別にあります。

●殺虫剤や抗生物質を投与されているチリ産の鮭

鮭の養殖というと「チリ」という南米の国を思い浮かべる方が多いのではないでしょうか。日本に輸入される鮭の総量のうち4割がチリ産だと言われていて、もちろんそれは一番の輸入量ですから、多くの方が養殖鮭＝チリと思っても不思議ではありません。そしてチリの鮭の養殖には日本も一枚かんでもいます。チリの鮭養殖は、１９６９年にチリの水産技術者が北海道を視察したことに端を発しているのです。

鮭や鱒《ます》はもともと北半球にしか生息していません。南米など、水温の高い地域での養殖は、病原菌などの感染があって不可能と考えられてきたのです。加えて「海ジラミ」という鮭の皮や粘膜に吸血寄生する虫がいるため、止むを得ずエマメクチン安息香酸塩という殺虫剤や、オキシテトラサイクリンという抗生物質を大量に投与しています。そして、アニサキスなどの寄生虫については、ある意味での安全は確保されていると考えられるのかもしれませんが、養殖の鮭に特有の寄生虫である「裂頭条虫《れっとうじょうちゅう》」と呼ばれる寄生虫もいて、生食をした時に、これを食べてしまうことはあり得るようです。

もうひとつ心配なのは、養殖の鮭には天然ものよりはるかに多くのＰＣＢ（Poly Chlorinated

Biphenyl／ポリ塩化ビフェニル）をはじめとするダイオキシン類や塩素系殺虫剤などの有害物質が含まれているという報告があることです（アメリカ・コーネル大学の研究による）。アメリカでは、チリ産の鮭の摂取許容量は、年間6回（6食）までという日安さえ発表されています。どうしてそんなことが起きるのかというと、養殖場が沿岸部にあって、そこに畑などにまかれた農薬に含まれている化学物質が流れ込むため、と考えられます。その化学物質が養殖の鮭に影響を与えていて、特に脂肪部分にそれが蓄積されているのです。

さてさて、こうなってくると、生食はおろか、チリ産の鮭そのものが安全なのかどうか疑わざるを得ない状況ですね。ちなみに、チリ在住の友人からの情報では、事情がよくわかっている漁業関係者たちは、チリ産の鮭は口にしないとのことです。

●ノルウェー産はもっと危険？

「そうか、そんなことならもうチリ産の鮭は食べないようにしよう。これからはノルウェー産の鮭にする」などと決心された方、ちょっと待ってください。ノルウェー産の鮭は、さらに危険度が高いという報告もあります。前出のコーネル大学、およびイリノイ大学やインディアナ大学などの研究で、鮭から検出されるダイオキシン類や有機塩素系殺虫剤などによる汚染とその毒性レベルが測定され、リスク分析をした結果が「Journal of Nutrition」誌に論文として掲載されています。そこにはチリ産の養殖鮭は年6回（6食）程度までを上限とすべき、という報告と同時に、ノルウェー、スコットランド、カナダ東岸産の養殖鮭は年3回（3食）以下に抑えるべきという報告もあるのです。つまり、ノルウェー産の鮭は、チリ産の鮭よりさらに危険度が大、ということです。

そのノルウェー産の鮭ですがスーパーなどでは「アトランティックサーモン」という名称をつけられて売り場に並んでいます。チリ同様ノルウェーにおいても、養殖場では病原菌や細菌が蔓延する懸念があるため、さまざまな薬品が投与されています。そのうちのひとつが「エンドスルファン」というもので、別名「ベンゾエピン」とも言います。この薬品はもともとドイツ・レバークーゼンに本部があるバイエル社が製造していた薬品ですが、現在はバイエル社では製造されていません。バイエル社は、世界一の売り上げを上げた薬品と言われている「アスピリン」を製造している製薬会社で、最近では、遺伝子組み換えに熱心な会社モンサントを買収したことでも知られています。

エンドスルファンは、ＤＤＴ、ジコホール、ヘプタクロル、クロルデン、マイレックス、ペンタクロロフェノールなどと同じ有機塩素化合物の一種で、非常に毒性が強いことで知られていますが、このエンドスルファンをなぜか、ノルウェー産の養殖鮭のエサに使用することを、ＥＵが２０１３年に認可しています。

●養殖の鮭の身の赤みは合成色素由来

それだけでもノルウェー産の鮭を食べたいという意欲が失せようというものですが、加えて、昔は見なかったような鮮やかな色の鮭は、エサに混ぜ込まれた色素のせいなのです。鮭は本来、白身の魚です。日本で獲れる鮭は「シロザケ」と言って、海に出て行く前まではそれほど身が赤くありません。海に出たあと、回遊しながら小さなプランクトンや、エビやオキアミなどの甲殻類を捕食して成長していきます。それらの魚介類に含まれているのが「アスタキサンチン」という天然の色素で、これを体内に取り込むことで鮭の身が赤くなっていくのです。

アスタキサンチンはカロテノイドの一種で、活性酸素を除去する、いわゆる抗酸化作用を持っており、疲労回復や老化防止に役立つ成分として注目されています。しかし、どんなに色鮮やかに見える鮭でも、化学合成された色素由来のサーモンピンクでは、健康効果が得られません。さらに問題を複雑化しているのは、鮭の養殖場の近くで起きている海洋汚染です。

エサや、エサに混ぜられている抗生物質、抗菌剤の類など、病原菌やフナムシなどの繁殖を防ぐための薬品などが、海を激しく汚し深刻な事態を招いています。

レイチェル・ルイズ・カーソン（アメリカの生物ジャーナリスト）は、１９６２年にその著書『沈黙の春（原著名　サイレント・スプリング／Silent Spring）』の中で、ＤＤＴ（Dichloro Diphenyl Trichloro ethane）、ＢＨＣ（Benzene Hexachloride）をはじめとする有機塩素系殺虫剤と、パラチオンなどの有機リン系殺虫剤などの農薬、化学物質の持つ危険性を、自然界に生息する鳥の鳴き声が聞こえなくなるという寓話的な話になぞらえて警鐘を鳴らしています。その一説にこのような文章があります。

「人類の歴史がはじまって以来、いままでだれも経験しなかった宿命を、私たちは背負わされている。いまや、人間という人間は、母の胎内に宿ったときから年老いて死ぬまで、おそろしい化学薬品の呪縛のもとにある。だが、考えてみれば、化学薬品が使われだしてから、まだ二十年にもならない。それなのに、合成殺虫剤は生物界、無生物界をとわず、いたるところに進出し、いまでは化学薬品によごれていないもの、よごれていないところなど、ほとんどない。大きな川という川、それればかりか地底を流れる地下水もまた汚染している。」（青樹簗一・訳／新潮文庫より）

アメリカでの発行部数だけでも150万部を超え、さらに全世界で読み継がれてきた『沈黙の春』ですが、その中でレイチェル・ルイズ・カーソンが訴えたことは、ほとんど社会に活かされていないように思われます。それどころか、年を追って農薬や化学物質に汚された場所が拡大し、地球上のあらゆる場所から悲鳴が聞こえるような気がします。そして、この悲鳴が治まったあと、沈黙が訪れるのでしょうか。人間は、その自らが招いた事態の中で、座して死を待つ、という選択をするのでしょうか。そんなことはない、と筆者は信じています。気づいた人から、自分の食生活を見直し、少しでも良い方向に向かうべく努力を惜しまないようにしましょう。

人間の体の構造は、それほど多くの動物性たんぱく質を必要としていません。全食事量の中で、10％程度の動物性たんぱく質を摂取すれば充分なのです。多くの方がそのことに気づいて実践を始めたならば、今のように鮭をはじめとして、大量に魚を養殖しなくてもすみます。もちろん食肉生産もしかりです。そしてそのことは、私たち自身の健康にもつながっていきます。1人でも多くの方が、この大事なことに気づいていただきたいと、切に願います。

しかし、まあ、それにしても、北海道育ちで鮭好きだった筆者の父や母が生きていたら、この事態をきっと嘆いたことでしょうね。

【コンビニおでん】

……汁と具材にさまざまな食品添加物が混じり合っている

寒くなってくると、恋しくなる食べ物のひとつが「おでん」ですね。コートの襟を立て、手なんぞこすりながら、おでん屋の暖簾《のれん》をくぐる時は、それだけでなんだかホッとしてしまいます。外は寒くても暖かい店に入ると、まずはビールをオーダーしたくなります。しかし、やはりおでんに合うのは燗酒《かんざけ》だと思います。それも熱燗に限ります。そこでビールのあとは、早々に「熱燗、お願い」とオーダーするわけです。

おでんは店によっても随分と味が違いますし、地方によってもそれぞれです。東京、大阪、静岡そして福岡にも、その地方独特のおでんがあり、それぞれおいしいですね。愛知・名古屋には、味噌仕立てのおでんがあり、京都は昆布だしが効いた薄味の店が多い。

筆者が自信を持っておすすめできるおでんの店は、京都の「蛸長《たこちょう》」と、松山の「赤丹《あかたん》」、そして博多の「安兵衛」です。お値段もそれなりで、食べて飲んで最低でも１人５０００円

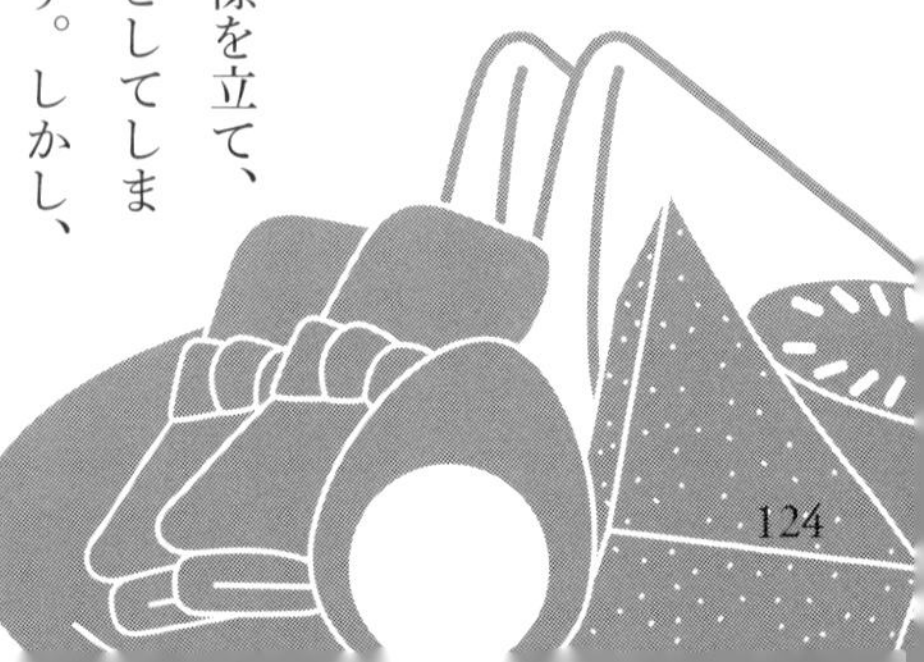

程度にはなります。しかし、それは当然といえば当然。食材もいいものを使っていますし、仕込みに時間も手間もかけています。

最近は、おでんというとコンビニの味しか知らない若者もいるようです。それは残念と言いますか、不幸なことです。あろうことか、「こっちのコンビニよりあっちのコンビニのほうがおいしい」「いやいや、そっちのコンビニのほうがもっとおいしい」という論争まであるらしく、そこまでいくと筆者としても匙を投げてしまいます。

五十歩百歩と言うべきか、はたまた目くそ鼻くそを笑う、と言っていいものか。それはともかく、コンビニにある食べもので、「これは食べてもいい」と言えるものはほとんどありませんが、「絶対に食べないほうがいい」というものはたくさんあります。その筆頭がおでんです。そもそも、1個100円程度で売られているおでんが、まともなものであるはずがないのですが、それすらわからない人が多いのには困ります。

●「アミノ酸」に隠された危険

まかり間違っても、コンビニのおでんの汁は飲んではいけません。「○○産の昆布と○○産のかつおだしを使用」などと謳ってはいますが、それらはほんの申し訳程度にしか使っておらず、代わりに化学調味料が大量に入れられています。

「化学調味料不使用のおでんしか食べないから大丈夫」などと言っている人は、実情をご存じないだけです。化学調味料を使っていない場合、その代わりにたんぱく加水分解物が使われています。

前述したように、たんぱく加水分解物には、さまざまな問題があり、専門家も多々指摘しています。私たちがもっとも気にかけなければいけないのは、塩酸分解によるたんぱく加水分解物の製造工程で、クロロプロパノールという発がん性物質が生成されてしまうことです。その危険性は多くの国で知られており、欧米では摂取上限値を設けている国も多くあります。

日本の農林水産省は「食品中のクロロプロパノール類及びその関連物資に関する情報」の中で次のように言及しています。

「クロロプロパノール類は、意図しないにもかかわらず、食品の製造工程で、原料にもともと含まれる脂質からできてしまう物質のひとつです。クロロプロパノール類を長期間にわたって毎日大量に摂り続けた場合には、健康に悪影響が発生してしまう可能性があるため、食品に高濃度に含まれるのは好ましくありません。そのため、食品に含まれるクロロプロパノール類を低減する取組が国内外で進められています」

また一方で「平均的な食生活においては、健康リスクは無視できるほど小さい」とも述べています。果たして、本当にそうなのでしょうか。このたんぱく加水分解物は、加工食品の中にはかなりの頻度で使われています。筆者の見解としては、一般的な食生活で摂取するたんぱく加水分解物の量は、かなり多いと思います。

●さまざまな食品添加物が混合

加えて、おでんの汁に「酵母エキス」というものが使われているケースも散見されます。この酵母エキスがまた大問題なのです。

「プリン体0・糖質0」の発泡酒の項でも触れましたが、酵母エキスの製造工程で出る不純物が、イースト症候群（イーストコネクション、または慢性カンジダ過敏症）というアレルギー症状を起こす原因物質になってしまうのです。イースト症候群になると、腸内細菌叢の乱れによるビタミンB群の減少で皮膚や粘膜が荒れたり、かゆみが出たりします。また、慢性の下痢が続き、イライラしたり怒りっぽくなるとも言われています。記憶力・集中力の低下なども招き、疲れやすく、慢性的なだるさが続くとも言われているのです。

このように、できれば摂りたくない物質です。しかし、コンビニのおでんの汁の中には、たっぷりとこの酵母エキスが溶け込んでいるのです。

さらに問題を複雑にしているのが具材です。すべてのコンビニが、おでんの具材を外注しているわけですが、その具材に使われている食品添加物は表示されていません。

これは「キャリーオーバー」と呼ばれているもので、コンビニがおでんをつくる時に、その原材料として仕入れたさつま揚げや、ちくわ、はんぺんなどに使われている食品添加物は表示しなくてよい、と法律で定められているのです。表示すべき食品添加物は、あくまでもコンビニがおでんをつくる時に使ったもののみなのです。消費者からすると納得のいかない措置に思われますが、企業側にはたいへん都合の良いルールなのです。

つまり、どのような食品添加物が、どれだけ使われていても消費者にはわからないのです。さらに言うと、複数の食品添加物がおでんの中で溶け合っている状態なのです。

●危険性がまったく未知数のコンビニおでん

さらに、コンビニは具材のメーカーに対して、「汁が濁らないような具材をつくれ」「いつまでも汁の中で浮いている具材をつくれ」「汁の中で色が変わらないような具材をつくれ」などと、〝売れる〟具材を要求します。それに応えるためにメーカー側は必死に商品開発に励み納品します。そこには消費者の健康に対する配慮などあるはずないのです。

食品添加物は、単体での安全性が確認されていても、のちのちになってやはり危険なものであったということが判明し、使用禁止になるものもあります。また何度も申し上げますが、複合的に使用した場合の安全性に関しては一切確認されていません。そして、このような化学物質に対する反応は、一人ひとり違います。

コンビニおでんの中には、さまざまな食品添加物が混じり合っています。具材は通常、複数のメーカーから納品されていますが、それぞれのメーカーは自社が使用している食品添加物については把握しているでしょうが、他社の製品については把握していません。それらが汁の中でいっしょになっているのです。

寒い冬の夜、会社からの帰り道。おなかがペコペコな状態でコンビニに寄ったら、温かいおでんがあった。そうなると、思わず「買って帰ろうかな」という誘惑に駆られる気持ちもわかりますが、「思いとどまったほうが身のためだよ」と申し上げておきます。

【ハム、ソーセージ】

……発がん性が指摘される加工肉はなるべく避けよう

２０１６年、オートファジー研究の第一人者、大隅良典さんがノーベル賞を受賞されました。この分野の研究は今後さらに進むことでしょう。細胞内のたんぱく質を分解するための仕組みであるオートファジーが、正常に働かないことで発症する病気に、パーキンソン病やアルツハイマー型認知症がありますが、これらが早期に治癒に導かれるのも夢ではないかもしれません。また、膵臓がん、肝臓がんなどへのアプローチもなされ、今よりもはるかに安全にがん治療ができるようになるでしょう。本当に素晴らしいことです。

厚生労働省が発表した「平成29年度 医療費の動向」によりますと、日本の国民医療費は42・2兆円（２０１７年／平成29年度）にまで上がってしまいました。前年比で０・９５兆円（２・３％）増です。東京オリンピック・パラリンピックが開催される２０２０年には、この国民医療費は48兆円にまで膨れ上がるだろうと予想されています。ちなみにこの国民医

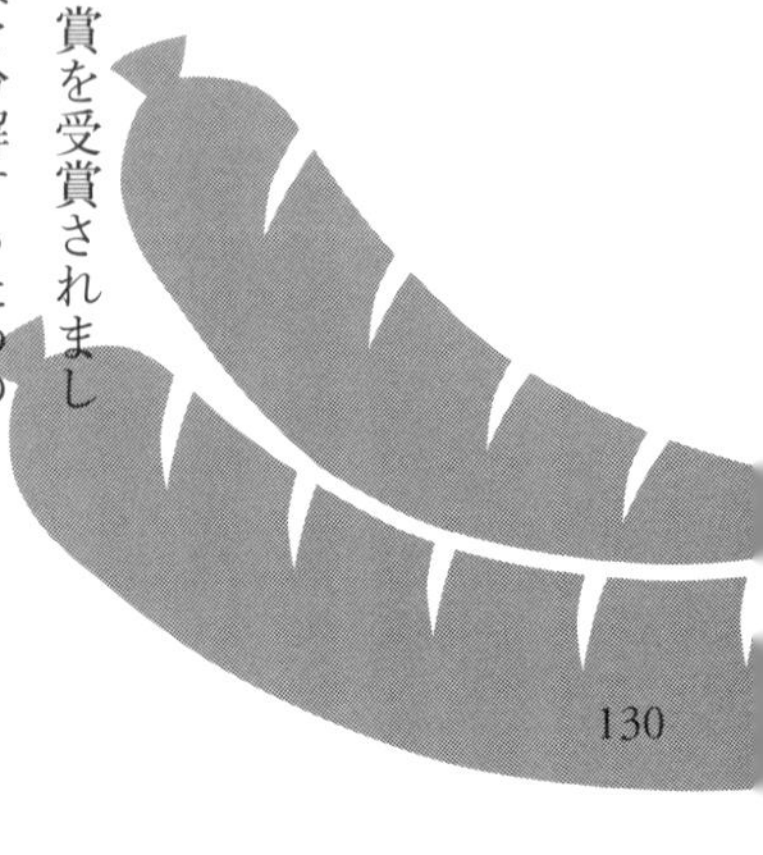

療費は、医療機関からの診療報酬の請求に基づいて、医療保険・公費負担医療分の医療費を集計したものであって、この中には労災・全額自費等の費用は含まれていません。それらを加算すると、さらに国民医療費の額は上がるということになります。

●先進国では唯一がんで死ぬ人が増えている

そして、このことはもう、どなたもご存じのことと思いますが、日本はがんでの死亡率が世界でも高い国です。がんになる人が2人に1人。がんで亡くなる人は3人に1人です。がんと診断される人は毎年89万人もいます。ここ30年でがんで亡くなる人の数は2倍に増加しました。つまり、がんに罹患されて、医療費を使う方の数が増えているということにほかなりません。

国際がん研究機関（ＩＡＲＣ）は「世界中で、がんで死ぬ人の65％は発展途上国の国民。先進国では、がんが原因で死ぬ人は減り続けている」という調査結果を発表しています。日本の医療は世界でもトップレベルだとよく言われますが、先進国の中でがんの死亡者数が増えているのは日本だけです。オートファジーの研究が進んで、がんが治るようになることを願います。が、しかし、その前に、がんにならないようにできないのか、ということも考え、それがわかったなら実行したいですよね。

アメリカのハーバード大学がん予防センターは、（アメリカ人の）がんに罹患する原因をいくつか挙げていますが、その中には運動不足（5％）、飲酒（3％）などがあります。しかし突出しているのは喫煙（30％）と並んで、食事（30％）なのです。言い方を変えれば、食事を最適（オプティマル）なものにすれば、かなりの確率でがんになることを防げるということでもあります。

●加工肉に使われる発色剤が発がん性物質のもと

国際がん研究機関は、「赤身肉とハム・ソーセージなどの加工肉には発がん性がある」という警告も発しています。肉類を摂りすぎると腸の中で「ヘテロサイクリックアミン」や「ニトロソアミン」などの強力な発がん性物質を産生することがわかっているからです。加工肉の発色剤として使用されている「亜硝酸ナトリウム」が、ニトロソアミンの原因物質と考えられています。

もともと日本人は、それほどがんにかかりやすい民族ではなかったようです。現実に1980年代前半までは、死亡原因の1位はがんではありませんでした。つまり、ここ数十年の食事が、がんの原因の一つと考えてもいいのかもしれません。

●1975年頃の食事で健康に

東北大学大学院農学研究科食品化学分野の研究の結果、今から40数年前（1975年／昭和50年）頃の食事は、現代の食事と比べて、健康有益性が高いということがわかりました。マウスでの実験では、肥満、糖尿病、脂肪肝、認知症の発症リスクが低下し、寿命が延長したことが確認されています。またこのチームは、40数年前の日本の食事を、健康な人と軽度肥満者の人に食べてもらい、その及ぼす影響を比較検討しています。

40数年前の日本の食事の特徴は、

①　主菜と副菜を合わせて3品以上と食材の種類が豊富なこと
②　煮る・蒸す・生を優先する調理法
③　大豆製品や魚介類、野菜、果物、海藻が多く、卵や乳製品、肉類も適度に摂取する
④　だしや発酵系調味料を活用し、砂糖や塩の摂取量を抑えること
⑤　一汁三菜（主食、汁物、主菜、副菜×2）

というものでした。

この食事内容を基本にして、1日3食、28日間摂取すると、明らかに健康有益性が認められる、ということがわかったのです。1970年に開かれた大阪万博で、日本にはじめてファストフードがお目見えしてから、日本の食事内容はガラッと変わりました。その後、ファミリーレストランの登場などもあって、肉の摂取量は増え、トランス脂肪酸をはじめとする劣悪な油脂の摂取も格段に増えてしまいました。

また同時に、今や1500品目にも上る食品添加物の多用も、何らかの影響を与えていることは曲げようのない事実でしょう。筆者は、ここに注目すべきだと考えています。私たちが、自分の食事内容を自分で考えコントロールすることは、それほど難しいことではありません。何を食べるべきか、という初歩的な栄養学がわかり、それを実行するための「家庭料理のシステム化」を図れば良いのです。

家庭料理にはテクニックなど必要ありません。必要なのはシステムです。その「家庭料理のシステム化」を教えている世界で唯一の場所が、一般社団法人　日本オーガニックレストラン協会（JORA）です。各地で「体験セミナー」を開いていますので、ご興味をお持ちの方は、一般社団法人　日本オーガニックレストラン協会（JORA）のホームページ(http://organic-restaurant.jp/)をご覧になってください。

さて、皆さんは「シンギュラリティ」という言葉をお聞きになったことがあるでしょうか。日本語では「技術的特異点」と訳されます。このことについては人工知能の世界的権威であるレイ・カーツワイル氏が『シンギュラリティは近い』という本を著していますので、ご一読をおすすめします。この本は、あえて言うならば「近未来に起こるであろう人類と人工知能の融合」について述べているものです。もちろん、そんな薄っぺらなひと言で言い得るほど、単純な話ではないのですが、この本の中では食事についても一項を割いています。

「最終的には、最適な健康状態を得るにはどんな栄養剤が必要か（数百種類ものフィトケミカルを含め）、一人ひとりに合わせて正確にわかるようになるだろう。そういったものは安く、気軽に利用できるため、いずれは食べ物から栄養をとるという面倒はまったく不要になる」

と言い、

「人類はそのテクノロジーによってすでに本来の寿命を伸ばしてきた。（中略）複雑な器官（たとえば心臓）を取り替えるシステムも導入され始めている。人間の体や脳が動く仕組みが明らかになるにしたがって、手持ちのものよりはるかに優れた器官をじきに作りだせるようになるだろう。それらは長持ちし、機能面でも優れており、弱ったり、病気になったり、老化したりしない」

　と言う。

　果たしてこれが、本当の未来なのかどうか、現時点ではわかりかねます。そして、どれくらい先の未来なのかもわかりかねます。したがって、私たちは、今できることをやらなければならないと思うのです。それは、自分自身の食生活を見つめなおし、健康有益性の高い食事を日々実践すること以外にはありません。

【輸入小麦でつくられたパン、うどん】

……プレハーベスト＆ポストハーベスト、輸入小麦の危険性

ある幼稚園の園長と、親しくお付き合いいただいています。その園で給食を担当されている管理栄養士さんとも仲良くなり、意見交換をすることがあります。

その方は長年、園児たちの給食をつくってこられて、ここのところ特に気になることがあると言います。前述しましたが、それは、格段にアレルギーを持つ子が増えたことです。あまりにも事例が多いため、ほかの職員とも協力して、どのくらいの割合で園児にアレルギーがあるかを調べたところ、年少、年中、年長を通じて17％の子どもが、なんらかのアレルギーを持っているとのことでした。

以前から、アレルギーを持つ子はいましたが、これほど目立つことはなかったそうです。さまざまな食品にアレルギーを持つ子がいて、最初のうちは、みんなが同じものを食べられるようにメニューを工夫していたそうですが、途中からアレルギーを起こす食材が増えすぎ

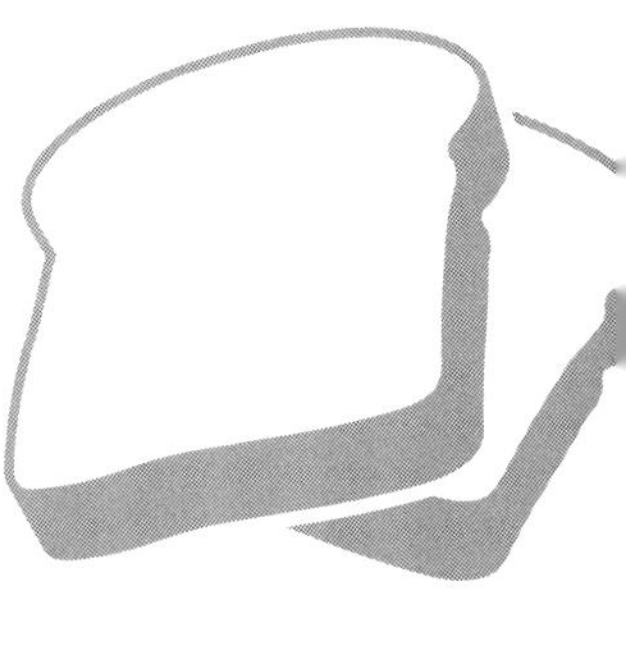

たため、アレルギーがある子には別メニューを出すようにしているそうです。

しかし、それは容易なことではありません。いくつものメニューをつくらなければならないため仕入れの品目数も増えるなど限界状態にあり、今後さらに多くの食品にアレルギーを持つ子が入園してきたらお手上げ状態になるということでした。

じつは筆者は、この園と協力して何度か園児たちのための給食メニューの開発に取り組んだことがあります。その際には、アレルギー反応が出ない食材だけを使うという条件で、各回、別のテーマを設定し、メニューを考案しました。そのメニューはとても好評で、県内のほかの幼稚園でもつくっているということです。

ほかの園のことは詳しく知りませんが、やはりアレルギーを持つ子が多いという話は耳にします。なぜ、それほど多くの子どもたちがアレルギーに悩むようになってしまったのでしょうか。理由はさまざまあるため特定することはできませんが、私たちが食べているもの全体に、何か反応を起こすような物質が入っていると考えるのが合理的なのかもしれません。

いろいろな食材にアレルギー反応を起こす子がいるのですが、多くの子が共通して反応を起こすのは「小麦」のようです。もちろん、小麦にはまったく反応しないが、ほかのいくつもの食品に激しく反応するという子もいますが、小麦に反応を起こす子が圧倒的に多いそうです。

●小麦に使用されるポストハーベストの危険性

日本で食べられている小麦は、ほとんどが輸入されたものであることは、よく知られています。そして、その小麦の質自体も疑われますが、筆者は、輸入の際のポストハーベストも、大きな影響があるのではないかと疑っています。「輸入レモン」の項でも触れましたが、今一度詳しく説明します。

ポストハーベストとは、収穫後の農作物に使用する農薬のことです。基本的に、日本国内でのポストハーベストの使用は禁止されています。しかし、輸入農作物に関しては使用が認められ、殺虫剤、殺菌剤、防カビ剤などの名目で使われているのが実情です。この場合、農薬としてではなく、なぜか「食品添加物」として扱われています。つまり、農林水産省ではなく、厚生労働省の担当になっているわけです。

日本でポストハーベストが禁止されている理由は、もちろん危険だからですが、では輸入された場合は危険度が低くなるのでしょうか。そんなはずはありません。やはり農薬ですから、危険度は変わりません。食品添加物として取り扱えば危険ではなくなるわけでもありません。

しかも、私たちが知ることができない重大な問題は、それらの農薬などの化学物質が複数、同時に使われた場合や、体内に入った場合にどのような影響があるかということです。通常、農薬や食品添加物などの合成化学物質が体内に入ると、それらは化学的な反応を起こします。そして、その危険度は増すと考えられています。化学物質の安全性は、単体でしか確認されていないので、どの化学物質とどの化学物質が、どんな反応を起こすかということについては、誰も知りません。

日本で消費されている小麦の85％は輸入ものです。特別なものを除いて、そのほとんどにポストハーベストは使われています。大手のパンメーカーのパン、インスタントラーメン、カップラーメンなどは、ほとんどすべて輸入小麦でつくられています。そして、それらの食品には、また別に大量の食品添加物が使われています。それらが、私たちの体の中で、子どもたちの小さな体の中で、どのような反応を起こしているかは誰にもわかりません。

気にしない方もいるとは思いますが、少しでも気になるという方は、それら輸入小麦を使っている食品を排除してみたらいかがでしょうか。それで、アレルギーなどの症状が改善されれば、もちろん良いことですし、仮に何も変化がなかったとしても、「将来起きるかもしれない体の異変を未然に防いだ」と考えればいいのです。

●パンやうどんもアレルギーの要因に

もうひとつ、子どもたちのアレルギーに関連があるかもしれないと疑われるのが、小麦に含まれている「グルテン」と呼ばれるたんぱく質です。正確にいうとグルテンは、小麦たんぱくの一種であるグルテニンとグリアジンが、水を介してつながってできるのですが、これがアレルギーの原因物質になるのです。

最近は、パンやうどんをつくりやすくするために、グルテンの含有量が多くなるように品種改良された小麦がたくさんあります。

今や、日本人は全体としてみると、米より小麦の消費量のほうが多くなってしまいました。筆者はパンもうどんも好きですから、時々は食べます。しかし、圧倒的に米を食べる回数のほうが多いです。それも、白米ではなく三分づきや玄米です。

多くの日本人が、パンとコーヒーを朝食にしているようです。それは大人たちだけではなく、子どもたちも同じような朝食を摂っているということでもあります。それではアレルギーが増えることも当然と言えます。アレルギーは、一世代だけの問題ではありません。アレルギーを持っている親からは、アレルギーを持った子どもが生まれる確率が高いのです。

そのような現状に鑑み、食品メーカーも子どもがアレルギーを持っていることを前提とした商品開発をしていて、アレルギー反応を起こさない食材だけを使って製造したカレールーが販売されています。

今現在、アレルギーを持っている子どもや、その親御さんにとっては、ありがたい商品であることは間違いないでしょうが、そもそもこのような状況は不自然だということに気づく人の数は、まだまだ少数だと思われます。

輸入小麦についてはさらにショッキングな出来事がありました。

日本で、学校給食に使われているパンから発がん性を強く疑われているグリホサートが検出されたのです。ただ、筆者は以前からこの危険性を指摘してきましたし、学校給食に限らず海外産の小麦を使った製品はどれも同じようなことがあると認識しなければならないと思います。

まどろっこしい言い方になっていますが、要するに、給食で使われているパンだけじゃなく、普通に売られているパンも危ないということです。特に小麦全粒粉では、グリホサートの高い残留値が確認されています。まだ販売されているのかどうかわかりませんが、一時、大手パンメーカーから全粒粉入りの食パンが発売され、さも健康にいいようなイメージ戦略で宣伝していましたが、とんでもない商品だったということです。食べている人は、「知らぬが仏」などと言っていられない話だと思います。

●発がん性物質「グリホサート」

グリホサートについて簡単に説明しておくと、遺伝子組み換え農産物の生産に熱心に取り組んでいるモンサント（現バイエル）という企業が製造している農薬「ラウンドアップ」の成分のひとつで、このグリホサートに対して耐性を持つように遺伝子を組み換えられた植物は、グリホサートが撒かれても枯れませんが、そうでない自然の植物は即座に枯らしてしまうという特性を持ちます。そのため、雑草の処理に時間と手間がかからないため、散布量は大幅に増加しています。そんな製品が今や、普通のホームセンターや100円ショップでも売られているというのですから、笑えない話です。これを庭に撒くなんて、自殺行為だということを認識すべきですし、ご近所にもこれ以上の迷惑な話はありません。

グリホサートおよびラウンドアップの危険性はたびたび指摘され、2015年にはWHO（世界保健機関）の中の専門機関IARC（国際がん研究機関）によって発がん性物質に分類されました。アメリカではこのラウンドアップを使用したことで、がんになったという男性がモンサント社を相手取って裁判を起こし、その主張が認められ、モンサント社はこの男性に320億円を支払うように命じられました。

アメリカ産の小麦の97％からグリホサートが検出されており、カナダ産に至ってはなんと100％です。なぜそんなに多くグリホサートが検出されるのかというと、「プレハーベスト」と言って、収穫直前にラウンドアップを散布することで、ほかの植物が枯れて収穫がしやすくなるためなのです。だから時間と手間を省きたい農家は、積極的に使うようになるのです。

しかし、よくよく考えてみると、これは本末転倒もいいところ。本来であれば、私たちの生命をつなぎ、健康を維持するために必要な食料を生産しているはずなのに、その生産物が私たちをがんに近づかせ、生命を奪っているという、皮肉な現象を引き起こしているのです。なぜそんなことが起こるのでしょうか。これはアメリカという国が食料を「戦略物資」と考えているからなのです。決して、食べた人が健康になるように、幸せでいられるように、なんてことを考えて食料を生産したり、輸出しているわけではありません。日本人はここを勘違いしてはいけません。

そのグリホサートが、子どもたちが毎日食べる給食のパンから検出されたということは、衝撃的なことです。収穫作業の効率を上げるため、つまるところ「お金」のために、収穫直前に散布された除草剤によって、損害を被るのが子どもたちだなどということは、黙って見過ごすことはできません。

輸入される小麦からは、グリホサートの定量限界（対象の濃度を決定できる最少量）である0・02ppmを超えた量が検出されています。それに対して日本の農林水産省は「小麦の残留基準（30ppm）以内」であるという理由で、安全だと言い張っています。これに対しては、「解せない」という言葉しか浮かんできません。というのは、この残留基準値は、理由も不明確なまま2017年12月に5ppmから6倍に引き上げられていたからです。しかし、この限界値は、「毎日パンを食べた場合にどうなるのか」までは示唆してはいません。しかも、体が小さい子どもが毎日食べたときに、どのような影響が出るのかなど、考慮していないのではないでしょうか。

そのような理由から、筆者は子どもたちが毎日食べる給食には、もっと大人たちが配慮すべきだと考えています。農水省が残留基準値を大幅にゆるめた背景には、アメリカから輸入する小麦から、いずれはグリホサートが検出されることを察知し、それに備えるための措置だったのではないか、と筆者は確信しています。日本の官僚や政治家は、アメリカの言いなりです。私たち一般庶民は、そのことをわきまえて自分の思考と行動を選択しなければなりません。

●オーガニック後進国の日本

筆者は以前、日本でも有数の大手給食会社に3年間、顧問として勤めた経験があります。そこで、一般の社員食堂などで出される給食メニューを100以上開発しました。それが好評を博し、ある放送局では筆者が開発したメニューだけを出すコーナーもでき、女性アナウンサーたちがこぞって食べてくれていたこともありました。また、大手電機メーカーや大手自動車部品会社の社員食堂にも、筆者のメニューが取り上げられていました。健康的な食事に関する講演も、各社で多数、開催させていただきました。

それらも大事な仕事ではありましたが、その時の筆者の課題は、どうやって安全に、おいしく集団給食をつくっていけるのかというノウハウを知ることだったのです。そして一定の成果を上げることができ、筆者はその会社を辞しましたが、その時に教えていただいたノウハウは、いつの日か子どもたちの給食メニューをつくるときに役立つに違いないと思っています。

またここ数年、筆者が住んでいる岐阜県大垣市の幼稚園とタッグを組んで、園児たちが毎日食べる給食のメニュー開発を担当させていただいています。もちろん、筆者が提供できるメニュー数は限られてはいますが、積み重なって、けっこうな数になりました。このレシピも公開しており、ほかの幼稚園、保育園でも使ってくださるところが出てきていると聞いています。これもいずれ、子どもたちの給食用のメニューとして、広く使われるようになってほしいと願っています。

じつは、これは親しい方々には事あるごとに語ってきたことなのですが、筆者の飲食に携わる者としての最終的な目標は、子どもたちの給食のメニュー開発をすることなのです。地味ではありますが、その最終目標に向かって遅々たる歩みも止めてはいません。読者の皆さまには、ぜひとも見守っていただき、筆者が開発する給食のメニューで子どもたちの大切な未来が守られる日の来ることを、祈っていただきたいと思います。

さて、過日、筆者は福岡市教育委員会の給食に関する懇談会に招かれた折、発言を求められたので、ここまで書いてきた内容を述べてまいりました。その日の教育委員会での給食に関わる話の中心は、パン食をやめて、すべて米食に切り替えられないか、ということでした。

パン食を推進している教育委員会側の発言では、「国が決めた基準に則ってやっている」とのことでしたが、それはいくらなんでもおかしい。つまり、福岡市の教育委員会は、自治体としての独自の考えを持っていない、ということになります。そして、もし本当に国がパン食を奨励しているのだとしたら、その「国としての考え自体」がたいへんおかしい。がんになった人が、320億円もの賠償金を受け取ることになった原因物質が混入している食材が使われているものを、子供たちの給食の主食にすることを奨励しているなんて、どう考えてもおかしい。

実は、給食にはさまざまな利権がからんでいます。少子化とはいえ、かなりの数の食事を賄うため、個々の利益は少なくても、まとまれば大きな金額になります。それは大人たちの「お金」の論理なのですが、そのためにここでもまた、子どもたちの健康がないがしろにされていると思うと、腹立たしさを通り越して、情けない気持ちになりました。

いつかは子どもたちに、おいしくて安全な、そして健康に良い給食メニューを提供できるようになりたいと思う次第です。利権などとは無縁の、純粋に子どもたちの健康と将来を考えたメニューづくりをさせていただける日が来ることを願っています。

元農水大臣の山田正彦氏は、次のようなことを語っています。

「韓国では、ほとんどの小中学校の給食が無償、かつ有機栽培の食材である」
「有機栽培の農地面積は、日本が0・3％と低迷しているのに、韓国は5％と日本の18倍と増え続けています」
「韓国では、学校給食が有機栽培になったことで一般の流通まで変わった」
「韓国の有機栽培が学校給食によって急成長した」
「米国は年に10％、EUは年に7％の割合で有機栽培が伸びていて、ロシアも中国もGMO（遺伝子組み換え作物）を禁止して有機に大転換している」

世界の流れは、もうすでに変わり始めました。オーガニックに目覚めていない先進国は日本だけです。それはひとえに、情報不足による自覚のなさが原因です。正しい情報を伝えようとしないマスメディアの責任は、ここでも非常に重いと感じます。

終章

食のあり方を見つめ直してみませんか——私からの3つの提案

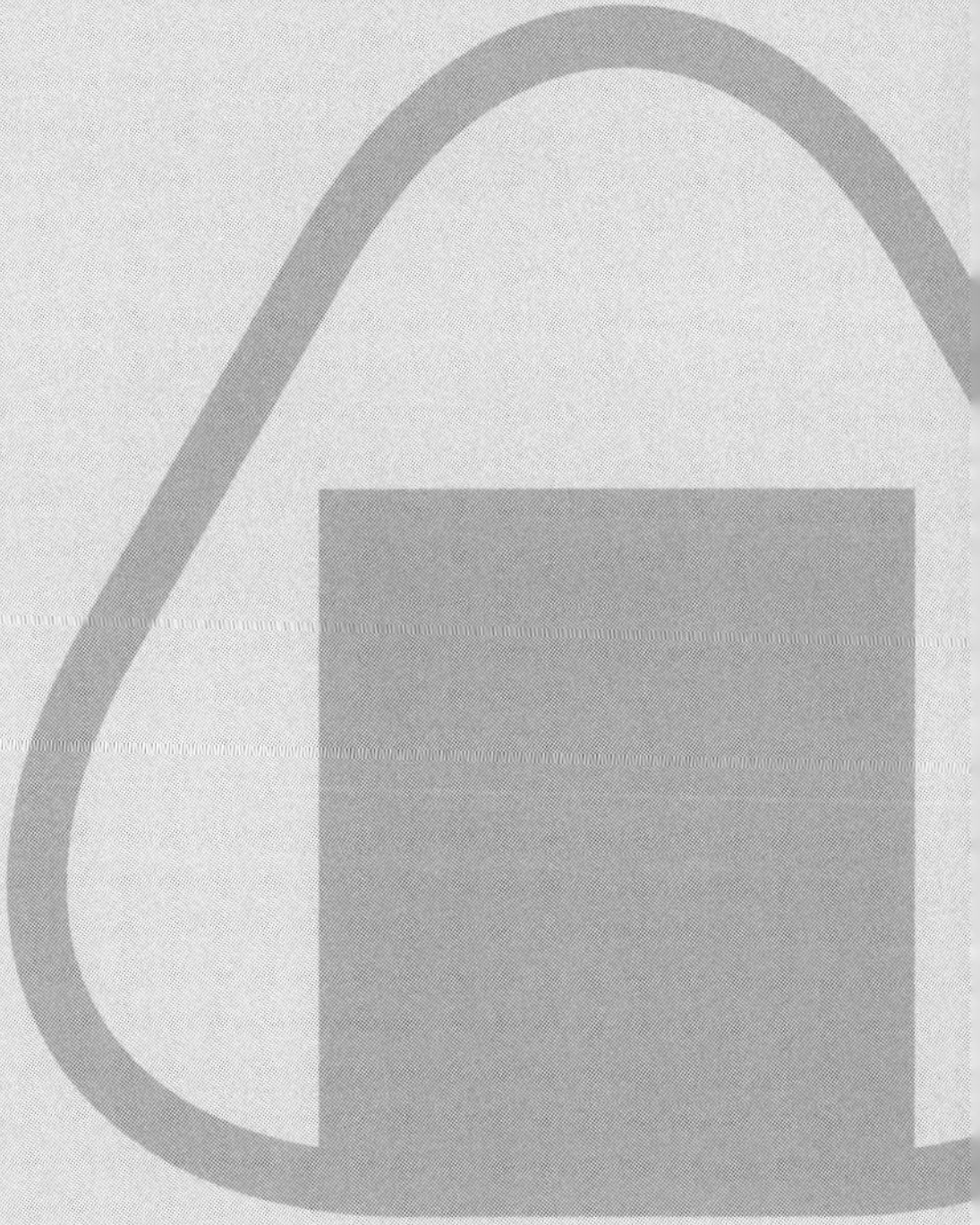

先日、博多での仕事を終え、最終の新幹線に乗る前に、ほんの少し時間があったので、車内で食べるお弁当を買うために百貨店の地下食品売り場に赴きました。筆者が、お弁当を買うという機会は滅多にないことなので、市場調査の意味もかねて、時間の許す限りあれもこれもと見て歩き、お弁当と惣菜数種類を買い込みました。そのうちのひとつを購入した時のことです。販売員の方が商品説明をしてくれ、あまり時間がないこちらとしては、もういいですと言いたいところだったのですが、熱心に説明してくれるので最後まで聞きました。最後にその方が言ったのは「電子レンジで温めてから召し上がってください」というひと言。つまり、この商品は電子レンジで再加熱することを前提としてつくられている、ということなのでありました。そういう商品開発をしている、ということでもあります。マイクロウェーブが与える食品へのダメージのことなど、微塵《みじん》も考えてはいないわけです。それを食べた人の体に及ぼす影響も、当然のことながら考えられてはいません。

私たちが日々、食べるものはここ数年で、ほんとうに便利になりました。しかし、便利さと引き換えに失ったものもたくさんあります。電子レンジはその好例と言えるでしょう。果たして、どちらが得策なのかを考えてみる時期が来ているのではないかと、筆者は思っています。ご承知のこととは思いますが、日本は死因のトップががんという国です。その原因は一《いっ》にかかって、日々私たち自身が食べている食事にあります。

総務省統計局が発表している、全国消費実態調査（平成26年版）によりますと、2人以上の世帯での電子レンジの普及率は97・8％なのだそうで、それを持っていない筆者、および家族などは例外中の例外ということになるのでしょう。その電子レンジの普及によって、食べものを簡単に加熱することができるようになったことで、家族の食事時間がバラバラでも対応ができるようになりました。であるがゆえに、夕食の時に家族全員がそろって、同じ時間に食卓を囲む必然性も薄れました。つまり、個別に食事をしても良い、ということにだんだんなっていったということです。そして、「個食」はやがて「孤食」に、そしてそれが「虚食」になろうとしています。

●食べることに興味のない若者たち

筆者はさまざまな仕事で、若い世代の人たちと交流することが多いのですが、最近とみに感じるのは、30代中盤くらいを境に、それより若い世代の人たちが、食というものに、あるいは食事ということに興味が薄れてきているというか、まったく関心を持っていないのではないか、ということです。もちろんすべてがすべてというわけではありませんが、そういう傾向が強いと感じます。

これはいったい、どういうことなのだろうか。自分が食べるものに興味がないということは、自分の人生に関心がないということにつながっていきはしないか、という疑問を筆者は抱きます。それはひいては、自分の内側への関心をなくし、自分の外側にしか意識が向かわない、ということになっていくのだろうと思うのです。

一昔前は、電車に乗ると多くの乗客が新聞を手にしたり、カバンから本を取り出して読んでいる、という光景が当たり前のようにあったものですが、今はほとんどすべての人がスマホの操作に夢中です。見るともなく見てみると、その大半はゲームに真剣に取り組んでいます。若者はまだしも、いい年をした大人がゲームに血道を上げるのもどうかと思います。見ているほうが恥ずかしい。

本を読む、という習慣は、人間の成長にとって重要なもので、それは人間が文字を読んでいる時に同時に、何かを考えているからです。まったく関連のない本を読んでいる時に、素晴らしい発想が浮かぶということは、よくあることです。これは、脳の機能が本来そのようにできているからで、文字を読むことがただ情報を取得しているだけではないし、むしろ情報を得ること以外のほうにこそ意味がある、と言ってもいいくらいなのです。スマホでゲームをしていて、そのようなことが起こるはずもありません。何も考える必要もなく、ただただ意味もなくゲームに熱中しているだけのことです。

スマホを使って情報を収集することまで無意味だとは言いませんし、現に筆者もスマホで情報収集することはありますが、それはただ単に情報収集なのであって、それ以上でも以下でもありません。本を読む、ということとは本質的に違います。本を読んで何かを考えるということは、とりもなおさず自分の内側に意識を向けるということであり、自分の生き方を見つめる、あるいは見つめ直すということにつながっていくのです。

脳は本来、多元的な働きをするものですが、その本来の力を発揮するためには、さまざまな栄養素が必要です。逆に言うと、その必要とするさまざまな栄養素が補えなければ、本来の働きはできず、よって、本来の働きをしなくてすむことに向かうことになります。それが、電車の乗客たちが挙《こぞ》ってスマホを手にしていることの本質だと、筆者は確信を持っています。

●「いただきます」と「ごちそうさま」

その大本には、言うまでもなく現代の食事の内容が大きく関わっているのです。現代人は、日常的に食べているものによって、深く考えるという能力を失いつつある、と言っても過言ではありません。

そしてさらに重要なことは、そのような劣悪な食事は、私たち自身に食べものへの感謝の心を芽生えさせないことです。

ハンバーガーや、ドーナツなどのファストフードを食べる時に「いただきます」と素直な気持ちで言えるでしょうか。もし言えたとしても、「いただきます」という言葉のほんとうの意味がわかるでしょうか。はなはだ疑問に思います。

また、そのようなものを食べたあとで、清々しい気持ちを持って「ごちそうさま」と言えますか。これまた疑わしい。

「いただきます」という言葉の意味は、収穫できた食べものを神（宗教的な意味ではない）に捧げ、それをお下げして頭上に頂き、感謝しつついただくことです。つまり、食べものを育んでくれた自然に対する畏敬の念を表す言葉なのです。

「ごちそうさま」という言葉は、馳走してくれた、つまり、その食事を準備するためにあちこち走り回ってくれたことに対する、感謝の意味が込められているのです。

この2つの言葉の意味は、非常に深く、また重い、と筆者は常々申し上げております。

ファストフードを全面的に否定しようとは思いません。それを必要としている人もいるでしょうから。でも、ただ流されて、ファストフードばかりになっているという食事のありようは、見直すべきではないでしょうか。

見直してみよう、あるいは見直してみたい、そうお考えの方に筆者から3つの提案をさせていただきます。

提案その1

オプティマル・フード・ピラミッド（理想の食事配分）

ひとつ目は、筆者が長年にわたって訴えてきている、理想的な食事のあり方、配分を実践してみませんか、ということです。

筆者は普段の食べものの比率を「オプティマル・フード・ピラミッド」（次頁）という形で表しています。オプティマルは「最適な」という意味です。したがってこれは、私たちが食べるべきものを最適な比率で示したもの、ということになります。

この比率に沿って食事を構成することが、私たちに必要な栄養素を網羅的に、しかも過不足なく摂取するための、もっとも的確な方法です。それぞれの比率に意味があります。穀類

オプティマル・フード・ピラミッド

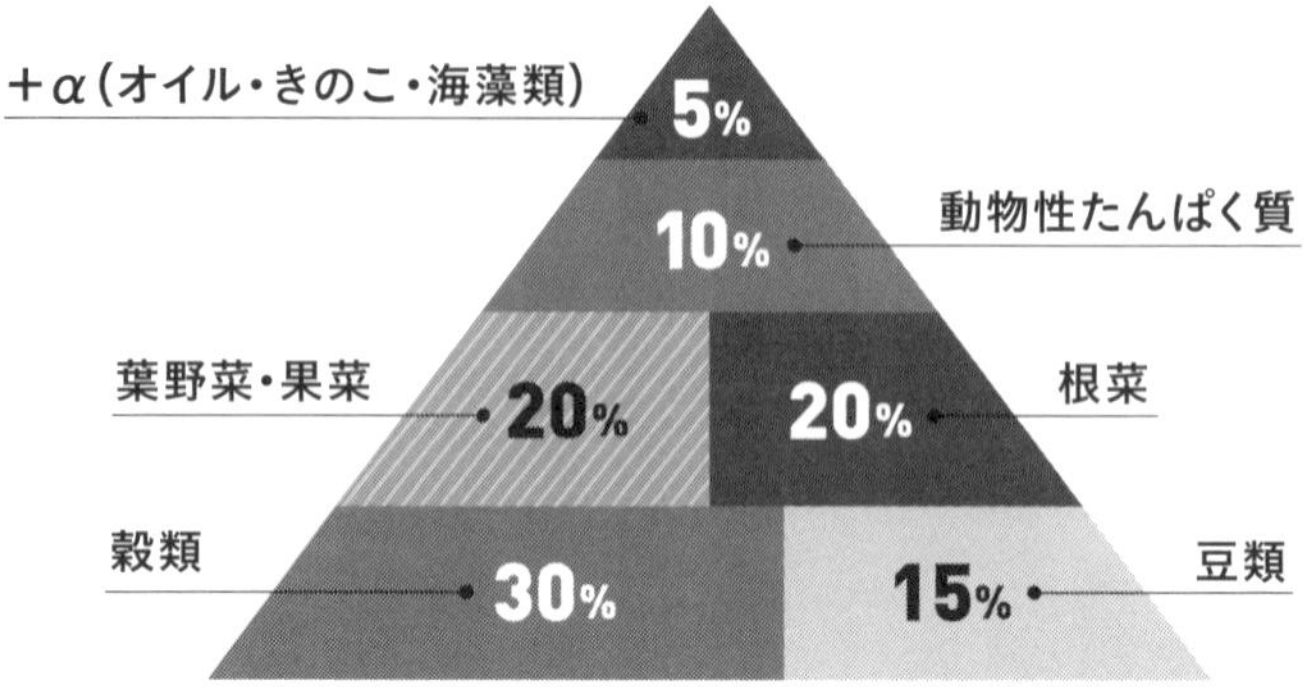

と豆類がそれぞれ30％と、15％となっているのは、この比率で摂取することで、私たち人間が必要としている必須アミノ酸（9種類ある）がすべて、しかもバランスよく摂れると同時に、私たちがエネルギー源としているブドウ糖と、それをエネルギー化するために必要なビタミンB_1が十分に摂れるのです。これを食事のベース、土台とするべきなのです。ただし間違えてはいけないのは、穀類を精製しないで食べることなのです。豆類も同様で、できる限りホール（whole＝全体）の状態で食べることが望ましいのです。白米や、白い小麦粉、砂糖などはすでに申し上げたように精製された単純炭水化物です。これは体に良くありません。しかし精製されていない、あるいは精製度の低いものは複合炭水化物といって、これは体にとって必

要なものです。健康の康とは、穀物の実が抜けた殻の意味。つまり健康でいるためには穀物の殻は欠かすことができないものなのです。未精製の穀物には必ず、康がついています。

その上の段を見てみてください。野菜が食事全体の40％を占め、それが葉野菜・果菜のグループと、根菜のグループに分かれ、それぞれが20％ずつになっています。これにもきちんとした意味があります。葉野菜というのは、キャベツ、白菜、小松菜、チンゲン菜、ホウレン草、水菜、空心菜、春菊、クレソン、ツルムラサキ、モロヘイヤなどのことです。果菜というのは果物のことではありません。キュウリ、ナス、トマト、ピーマン、ズッキーニ、カボチャ、オクラ、シシトウ、などのことです。もう一つのグループの根菜は、大根、ニンジン、カブ、レンコン、ゴボウ、ビーツ、ジャガイモ、タマネギなどのことです。

平均的に私たちは1回の食事で５００ｇから６００ｇほどの量を食べると言われています。オプティマル・フード・ピラミッドに沿った食べ方をすると、葉野菜・果菜と、根菜を半々で合わせて1日に４００ｇほどの野菜を食べることになります。厚生労働省は健康を維持するために1日最低３５０ｇの野菜を摂取するように勧告していますが、それを上回る量を食べることになり、なおかつ、この野菜群から十分に植物栄養素（ファイトケミカル、または、ファイトニュートリエントと呼ばれる場合もある）が摂れ、これが抗酸化作用をもたらして、私たちの健康を守る役割を果たします。また、各種ビタミンや、ミネラルなども野菜からたっぷり摂取できます。

ところが、農薬や化学肥料を多用してつくる野菜には、ビタミン・ミネラルが不足しがちです。それは、本来の生育期間より短い期間で育て、出荷しようとするため、土から栄養分を吸い上げきれないうちに、形だけが大きくなってしまうからです。また、化学肥料を使い続けて、有機成分を補わないため、土の質が劣化していることも原因のひとつとなっています。このことを考えても、農業はオーガニックである必要があります。このことは拙著『じつは危ない野菜』（ワニブックス【PLUS】新書）に詳述してありますので参考にしてください。

そのまた上の段は動物性たんぱく質ですが、オプティマル・フード・ピラミッドでは、動物性たんぱく質は全食事量のうちの10％でよい、ということになっています。ここには、お肉、魚介類などのほかに、卵、乳製品なども入ります。少ない、という印象をお持ちになるかもしれませんがこれで十分です。じつは私たちの体の構成成分のうち、水に次いで多いのがたんぱく質で、その比率は15％から20％程度と考えられていて、一般的には女性より男性のほうがその比率が高いと言われます。自分の体の中にあるたんぱく質は、自分にしかつくることができません。言い方を変えると、どんなにがんばっても自らがつくり出せるたんぱく質の量には限界があります。そのたんぱく質の原材料は20種類ある「αアミノ酸」と呼ばれているものです。そのうちの9種類は、体の外側から取り込むしかないもので「必須アミノ酸」と呼ばれています。この9種類の必須アミノ酸があれば、あとの11種類は体内で合成してつくり出すことができるためそれらは必須にはなっていないのです。

また、たんぱく質をつくり出すために使われるアミノ酸の主体は、老朽化した自分のたんぱく質を分解した結果できたアミノ酸なのです。人間の体に備わったこの装置のことを「オートファジー」と呼んでいます。だから、私たちはそれほど多くのアミノ酸を食事から摂る必要はない、ということになります。そして、オプティマル・フード・ピラミッドに沿った食事をした場合、ベースとなっている穀類と豆類からもアミノ酸は摂取できますし、わずかとはいえ野菜類からもアミノ酸は摂れます。したがって動物性たんぱく質は、全食事量のうちの10％程度摂れれば十分なのです。

栄養学的に見れば、1日に摂るべきたんぱく質の量は、成人の場合で体重1kgに対して、0・8g程度でよいとされています。体重が50kgの人であれば、40gにすぎません。それを考え合わせると、動物性たんぱく質は食事全体の10％程度でよい、という結論になります。

一番上の段は、＋αとしてありますが、ここで重要なのは脂肪酸の摂取の仕方です。オメガ3脂肪酸（αリノレン酸）と、オメガ6脂肪酸（リノール酸）は必須脂肪酸と言われるもので、これをまったく摂らないと生命維持ができなくなります。オメガ9脂肪酸も重要な栄養素で、積極的に摂取してよいものですが、オメガ3脂肪酸とオメガ6脂肪酸があると体内で合成してつくり出すことができるため、必須にはなっていません。

最近は、稚拙なダイエット法がまかり通っていて、中にはオメガ3脂肪酸やオメガ6脂肪酸は酸化しやすいので摂取せず、飽和脂肪酸や中鎖脂肪酸（Medium Chain Triglcerides＝MCTオイルと呼ばれることもある）を摂取することをすすめているものもありますが、これは明らかな間違いです。それらを少量摂取することまで否定はしませんが、飽和脂肪酸や中鎖脂肪酸が、オメガ3脂肪酸やオメガ6脂肪酸と決定的に違うのは、後者が私たちの体の中で細胞膜の原材料になったり、体内調整物質（エイコサノイド）の原材料になるのに対して、前者はその役割を果たしません。エイコサノイドがつくれないということは、体内の炎症をコントロールすることができなくなる、ということです。それは決して健康的な状態ではありません。

たしかに、オメガ3脂肪酸やオメガ6脂肪酸には酸化しやすいという側面があるにはありますが、だからといってそれらを摂取しないということは、自ら生命活動を停止するに等しい行為です。オメガ3脂肪酸やオメガ6脂肪酸の酸化を防ぐためには、抗酸化作用を持つ植物栄養素をたっぷり摂ればいいだけです。ただしそれでも、酸化を完全に防ぐことはできないでしょう。しかし、それは必然、というものです。酸化を恐れてオメガ3脂肪酸やオメガ6脂肪酸を摂取しないという選択は愚かでナンセンスです。

また、人間にとっての主たるエネルギー源であるブドウ糖を否定して、ケトン体をエネルギー源にしようという考え方がありますが、特殊な病気の治療のためならいざ知らず、通常の健康状態の人が取り組むべき食事法ではありません。体の中のケトン体が増えすぎてしまうと、血液が酸化します。それを中和しようとして体は、骨からカルシウムを溶かして血液中に戻す、ということをします。それが続けば、体がどれほど危機的な状況になるかは想像できるでしょう。また、いったんケトン体体質になると、それを通常の状態（ブドウ糖をエネルギー源とする状態のこと）に戻すのに、数か月かかると言われています。その間に摂った炭水化物（ブドウ糖）は、体が使えないのですべて皮下脂肪になってしまいます。いわゆるリバウンドです。賢明な読者諸兄諸姉におかれましては、そのような間違った食生活をしないようにしていただきたいと、願うばかりです。

肉などの動物性たんぱく質を多食する間違った食事法があるかと思えば、一方で、一切の動物性食品を食べないというような、極端な菜食主義をすすめる人もいます。多量の動物性食品を摂取することには筆者も反対ですが、まったく摂らないというのもいけません。ビタミンB_{12}のように、動物性のものからしか摂取しにくい栄養素があり、摂取できないことによって健康を維持できなくなってしまうことがあるからです。おかしな食事法にはまってしまって3年くらいたつと、いきなり体調が悪くなったり、顔が土気色になったりするのはこのためです。

どうしても動物性食品を摂りたくない、という特殊な事情がある方は、せめてビタミンB_{12}だけは、サプリメントを使ったほうがよいかもしれません。それより何より、不自然な食事法をやめて、オプティマル・フード・ピラミッドを実践するほうが手っ取り早いとは思いますが。

提案その2

カロリーより栄養素を重視しよう

2つ目の筆者からの提案は、カロリーというものを見直しませんか、ということです。食事と言うと、カロリーのことばかり気にされる方がいらっしゃいますが、カロリー計算はしても無駄です。それより大事なのは、同じカロリーの中にどれほどの栄養素が含まれているかということなのです。その指標のことを「N／Cレート」と言います。Nは栄養素という意味のニュートリエント＝NutrientのNで、Cは熱量を表す単位であるカロリー＝CalorieのCです。要するに、私たちにとって重要なのはどのようにして必要な栄養素を体内に取り込むかということなのですから、栄養素の密度が濃い食品を積極的に食べるほうが有利であることは言うまでもありません。

たとえばですが、お米で言えば白米より玄米のほうが同じカロリーであるなら栄養素の密度が濃い、ということはおわかりいただけるでしょう。玄米にはさまざまなミネラルが含まれています。また、ニンジンも皮をむくよりはむかないほうが栄養素の密度は濃いわけです。海藻はほとんどカロリーがないにもかかわらず、ミネラル類の宝庫と言われるくらいですから栄養素の密度は高い。アマランサスなどの雑穀類にもビタミンやミネラル分がたっぷり含まれていますから、やはり栄養素の密度は濃いといえるでしょう。

ここでちょっと考えてみてください。コンビニのお弁当の中にN／Cレートが高いものは入っているでしょうか。ハンバーガーや牛丼のN／Cレートはどうでしょうか。ポテトチップスなどのスナック菓子や菓子パンのN／Cレートが高いと考えられますか。このような基準で、ご自分やご家族が食べるものを選択していただきたいと思います。

いくら1日に必要とされるカロリーの食事を摂っていても、ビタミンやミネラルが大幅に不足していれば、体にさまざまなリスクが忍び寄ってきます。私たちの体は、栄養素を使って細胞分裂、免疫システムなど驚くほど膨大な生命維持活動を行っているのです。

提案その3

遺伝子組み換え食品を避けよう

でもN／Cレートが高そうだからといって、遺伝子組み換え作物を原材料にしているものは避けたほうが賢明でしょう。このことが筆者の3つ目の提案なのです。遺伝子組み換え食品の安全性は確認されてはいません。筆者が思うに、数年後にはたいへん危険なものであったということが判明するでしょう。人類は気が遠くなるほど長い年月をかけて、自分たちが食べるのにふさわしい食べものを選び、食文化を培ってきました。遺伝子組み換え食品は、そのことを覆すものです。自然の摂理を無視した愚かな科学者のお遊びに思えてなりません。

一刻も早く、一切の遺伝子組み換え食品の生産をやめるべきだと筆者は考えます。遺伝子組み換えを推進している人たちは、農業に従事している人たちではありません。また、栄養学に精通した人たちでもありません。

同じように、ゲノム編集食品に対しても、筆者は警鐘を鳴らしておきたいと思います。2019年9月19日、消費者庁は「ゲノム編集」技術で開発した食品について、食品表示を義務化しないことを決定し、通達を行いました。ゲノム編集食品を取り扱う各社のホームページなどで、任意の情報を開示することは求めるものの、あくまでも消費者庁からの要望であり、情報提供を行わない場合でも、罰則などはありません。ゲノム編集食品に対する消費者庁としての見解は、

「安全面では従来の品種改良と同程度のリスクであり、科学的にも見分けられない」というもので、諸外国の見解とは大きく食い違うところもあります。

ここで起こる疑問のひとつは、ゲノム編集食品が従来の品種改良と同程度のリスクなのか？　遺伝子を切り取って位置を移動しても、大したリスクではないと誰がどうやって判断したのだろうか？　そのことにリスクがないということを判断するためには、ゲノム編集食品を何年か食べ続けてその経緯を見なければわからないはずではないのか？

もうひとつの疑問は、今の科学で見分けられないからリスクが低い、というのは正しい判断なのだろうか？　今の科学はそこまで発達したと思っているのだろうか、だとしたらそれは、科学者の思い上がりというものではないのか？　我々の科学はまだまだ未熟なものではないのか？

というものです。

ゲノム編集食品について、消費者団体などは食品表示を強く求めていますが、その声を無視するかのように、早ければ2019年内にもゲノム編集食品は市場に流通する見込みです。

ゲノム編集というのは、遺伝子の狙った部分を操作し、効率良く品種改良することですが、たとえばトマトに含まれている特定の栄養素の量を増やしたり、収穫量の多いイネを作ったり、真鯛などをゲノム編集して肉付きの良い魚を育てたりというような開発が、実際に進んでいます。

筆者などは、どうにも気味が悪いと思ってしまい、消費者庁のお役人の方々とは、お食事の席に同席もできないのではないかと悩んでいます。まぁ、もっとも、まず、消費者庁のお役人の方からお食事の席にお呼びもかからないだろうし、万々一、そのようなことがあったとしても、筆者のほうから丁重にお断りするということになるだろうとは思いますが。そうして第一に、消費者庁のお役人の方は、ゲノム編集食品を召し上がらないだろうと想像もします。なぜなら、ゲノム編集食品の安全は確認されているとは言い難いからです。そんなことがわからないほど、消費者庁のお役人の方々はバカではないはずです。少なくとも、そう思いたいです。

しかし、このことに無関心な消費者は、何も考えることなく、ゲノム編集食品を手にすることでしょう。まさか国が、国民の健康を害するようなものの販売を許可することなどないはずだ、と何の疑いも持たずに思い込んでいるかもしれません。実際には、そのようなことはなく、国は国民の健康には無関心です。これまでもそうでしたし、これからもそうでしょう。それは「水俣病」の一件でも明らかです。水俣病は、１９５６（昭和31）年に公式発見されましたが、それから60年以上たっても収束には至っていません。国は水俣病が公害病であるということさえ、長らく否定し続けていました。そのことが、解決をも長引かせるひとつの要因となっています。原発事故の問題も、国が自らの責任を認めるかどうかが、解決の道を歩みだすのか、はたまたいつまでも解決せず、被害を受けた人たちがつらい思いをし続けるのかの分かれ道になります。ほかにも古くは「足尾銅山事件」なども、国策を最優先とし、国民の健康は二の次、三の次とする国の姿勢がはっきりと見えます。ですから、私たちは、国は国民の健康などに関心を持っていない、という前提に立って、物事を考えていかなくてはなりません。

さて、私たちはそのような食品をなにゆえ、食べなければならないのでしょうか？　それを考えてみましょう。

ゲノム編集食品であれ、遺伝子組み換え食品であれ、どうしてそれらを生産するのか、というところがまず第一の疑問ですが、それはモノを大量に生産し、大量に流通させ、大量に販売して、多大な利益を得ようという思惑があるためです。利益を上げようとする企業側の、いわば、欲望に根差しています。そこに、人々を不健康に陥れ、そのために発生する医療費で多大な利益を得たいと考えている、これまた陰湿な欲望がからんできます。結果として、多くの人々が亡くなり、必然的に人口が減少することを望んでいる一派も存在しています。などという、いささか陰謀論めいた話に持っていこうとする人たちもいますが、筆者の狙いはそんなところにはありません。

もっと現実的なことです。遺伝子組み換え食品や、ゲノム編集食品を生産しなければならないほど、食料が足りない状況であるなら、先に食品廃棄のことを考え、是正すべきでしょう。何しろ今現在、世界規模で考えると、全食料生産量のうちの30％以上を廃棄しているのです。こんなバカげたことをしながら、片方で食料生産量を上げるために、リスクを負ってゲノム編集食品を生産する、ということが果たして、賢明な策なのかどうかということです。

●食料自給率は低いのに、食品廃棄はトップクラスの日本

日本は、先進国の中でもっとも食料自給率が低い（カロリーベースで37％と言われている）のにもかかわらず、食品廃棄率は世界のトップクラスと言われています。

消費者庁がなぜ、このことに真剣に取り組まないのかがわかりません。このことが解決できたなら、多くの人たちがいろいろな意味で助かることは間違いないのに。

日本の年間の食品廃棄物の量は約２８００万トンにも及び、そのうち食品ロス（本来食べられるのに捨てている食品）は何と６４６万トン。年間で国民１人あたり51kgも捨てているのです。そしてこれは農林水産省の管轄ということになるのでしょうが、日本の農業生産量は米などの穀類、豆類、野菜、果物などすべて含めても２６５０万トンにすぎません。つまり日本は、自国での農業生産量より、食品廃棄量のほうが勝っているという、まれに見る不思議な国なのです。ここを変えなければならないはずなのに、どうして農水省は言及しないのか、筆者にはどうしてもわかりません。

消費者庁も農水省も、ゲノム編集食品を流通させることありきで、さまざまな施策を行っているようにしか見えないのです。

それは、彼ら自らの意志とは思えない。どこかからの、何か特別な、逆らうことができないような種類の圧力があっての行動なのではないか、とさえ思えてしまいます。

今度は環境省の問題になるのかもしれませんが、日本にあるゴミ焼却炉の数は１２４３基で、これは文句なしの世界第１位。２位のアメリカ（３５１基）を大きく引き離しています。ちなみに、３位はフランスで１８８基です。そこで燃やされているゴミの多くは廃棄される食料です。環境省はどうして、食料廃棄の問題を環境問題として捉えられないのでしょうか。わけがわかりません。

２０１８年に実施したゲノム編集食品に関する、消費者の意識調査（東京大学・内山正登研究員等）によれば、４〜５割の消費者は「ゲノム編集食品を食べたくない」と回答しています。正直な気持ちでしょう。ほとんどの人は、安全かどうかもさることながら、わけのわからないものを食べたいとは思わないものです。

消費者庁は、消費者の側に立って物事を考えたり、施策を行ったりする集団ではないのだから、その呼び名を変えたほうが良いと筆者は思います。その消費者庁がゲノム編集食品の表示をしなくてよいと判断したことのひとつの要因として、ゲノム編集食品を規制していないアメリカからの輸入食品を原材料として事業者などが加工食品を製造した場合に、表示義務を課したとしても対応できないだろうから、ということを言っています。これも相当おかしい。もし、ゲノム編集食品を認めないという立場であるなら、「我が国はゲノム編集食品であるかどうかが不明確な食品を輸入はできない」と言えばいいだけなのです。ゲノム編集食品ではない食品は山ほどあります。それで、量的にも十分なはずです。消費者庁が言っていることは、論として破綻しています。

さて、読者の皆さま、ゲノム編集食品に対する筆者の意見にご賛同をいただけましたでしょうか。ご賛同くださった方は、個人のレベルで、ゲノム編集を疑われる食品は購入しない、という行動を取り、あらゆる機会にゲノム編集食品は食べたくないし、不必要であるという意思表明をし続けていただきたいと願う次第です。今を生きる私たち自身のためにも、そして未来の子どもたちのためにも。

●せめて週に一度は家族そろって食卓を囲みませんか

あの日、結局のところ筆者は、博多で買い込んだ食品を、そのまま、電子レンジで温めることなく、新幹線の車内でいただきました。これが理想的な食事だとはゆめゆめ思ってはおりません。しかし、忙しい現代生活の中で、たまにはこんな日もあるよね、と思いながらいただきました。そう、たまには、であるならば、それは百歩譲って致し方ないことではないでしょうか。しかし、多くの人はそれがスタンダードになってしまっている、という現実があると思います。いただいたあとでこんなことを申すのは不遜であることは承知の上で言いますが、味的にも、栄養的にも、また気持ち的にも、博多の百貨店で購入した品々は、とても満足のいくものではありませんでした。

筆者のみならず、世のお父さんたちの中には、やむを得ず移動の車中でお弁当を食べる時もあれば、意に染まない外食をせざるを得ない日もあることでしょう。そんなお父さんたちに筆者からお願いがあります。どんなにお忙しくても、3日に1回は、それが無理ならせめて1週間に1回くらいは、ご家族全員で食卓を囲み、和やかにお食事をしていただけませんか。それを可能にするために、お母さんには家庭料理をつくってくださることをお願いしたいと思います。それほど手の込んだお料理でなくてもいいのです。でも、安全な食材を購入してすべてをご自分の手で作っていただきたいと思います。それは私たちが健康でいるための、あえて言うならもうひとつ、幸福になるためのはじめの一歩です。そしてまたそのことが、若者たちが自身が食べるものに対しての興味、関心を取り戻す第一歩でもあると考えます。朝食の時に、その日の健康状態をそれとなく確かめ合ったりするのは、重要なことですし、夕食時に家族がそれぞれ、その日にあったことを何となく報告し合ったりすることは、とても素晴らしいことで、意味のあることだと思います。そこで交わされる会話や意見は、子どもたちだけではなく、あらゆる意味で大人も成長させてくれます。

大切な人に食べさせたいのは、おうちでつくったごはんです。現代に生きる私たちが、最優先で考えるべきは、このことだと筆者は確信を持って申し上げます。

※本書は著者が「ビジネスジャーナルBusiness Journal」に連載中の「南 清貴『すぐにできる、正しい食、間違った食』」(https://bit.ly/2JTmsZi)のテキストに大幅な加筆修正を行ったものです。

南 清貴（みなみ きよたか）

フードプロデューサー、一般社団法人日本オーガニックレストラン協会代表理事。舞台演出の勉強の一環として整体を学んだことをきっかけに、体と食の関係の重要さに気づき、栄養学を徹底的に学ぶ。1995年、東京都渋谷区代々木上原にオーガニックレストランの草分け「キヨズキッチン」を開業。2005年より「ナチュラルエイジング」というキーワードを打ち立て、全国のレストラン、カフェ、デリカテッセンなどの業態開発、企業内社員食堂や、クリニック、ホテル、スパなどのフードメニュー開発、講演活動などに力を注ぐ。最新の栄養学を料理の中心に据え、自然食やマクロビオティックとは一線を画した新しいタイプの創作料理を考案・提供し、業界やマスコミからも注目を浴びる。親しみある人柄に、著名人やモデル、医師、経営者などのファンも多い。著書に『じつは怖い外食』、『じつは体に悪い19の食習慣【改訂版】』（ワニブックス【PLUS】新書）など。

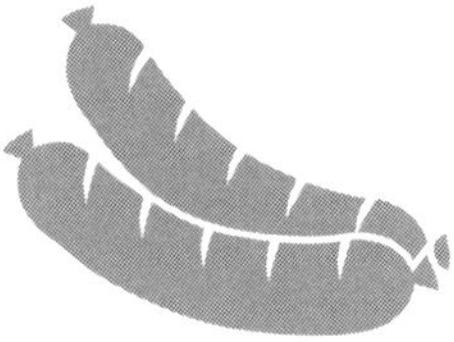

大切な人に食べさせたくないもの 食べてほしくないもの

2019年12月10日　初版発行

著者　南 清貴

発行者　佐藤俊彦

発行所　株式会社ワニ・プラス
〒150-8482　東京都渋谷区恵比寿4-4-9　えびす大黒ビル7F
電話　03-5449-2171（編集）

発売元　株式会社ワニブックス
〒150-8482　東京都渋谷区恵比寿4-4-9　えびす大黒ビル
電話　03-5449-2711（代表）

装丁　新 昭彦（Two Fish）

DTP　平林弘子

印刷・製本所　中央精版印刷株式会社

ISBN 978-4-8470-9860-4
ワニブックスHP　https://www.wani.co.jp